암이 사라지는 식사

성공의 비결

암이 사라지는 식사 성공의 비결

초판 3쇄 발행 2024년 3월 10일

지은이   와타요 다카호 · 시자와 히로시 공저
옮긴이   왕언경
펴낸이   명혜정
펴낸곳   도서출판 이아소
디자인   이창욱
교 열   정수완

등록번호 제311-2004-00014호
등록일자 2004년 4월 22일
주소 04002 서울시 마포구 월드컵북로5나길 18 1012호
전화 (02)337-0446 팩스 (02)337-0402

책값은 뒤표지에 있습니다.
ISBN 979-11-87113-24-9 13510

도서출판 이아소는 독자 여러분의 의견을 소중하게 생각합니다.
E-mail: iasobook@gmail.com

이 도서의 국립중앙도서관 출판예정도서목록(CIP)은 서지정보유통지원시스템 홈페이지(http://seoji.nl.go.kr)와 국가자료종합목록 구축시스템(http://kolis-net.nl.go.kr)에서 이용하실 수 있습니다.
(CIP제어번호 : CIP2019025765)

성공의
비결

암이
사라지는
식사

와타요 다카호 · 시자와 히로시 공저
왕언경 옮김

이아소

'다운스테이지'의 실현, 극적인 치유

"위암 4기. 림프절과 간에 전이되었습니다."

2009년 8월, 이 책의 공동 저자인 시자와 히로시 씨는 암 전문 병원에서 이와 같은 진단을 받았습니다. 수술은 불가능하며 통계상 평균 기대여명은 '13개월'이라는 통보를 받았습니다.

시자와 씨는 하늘이 무너지는 듯한 충격을 받았습니다. 이후 백방으로 방법을 모색한 끝에 그가 내린 결론은 '와타요식 암 식사요법'이었습니다. 이후 시자와 씨는 항암 치료를 받으면서 철저한 식사요법으로 면역력(병원체나 암세포를 억제하는 힘)을 유지·향상시키는 이중의 노력을 하였습니다.

식사요법과 항암 치료를 병행한 결과 간과 림프절의 전이암이 사라지고, 처음 암이 생긴 위의 종양은 매우 작아졌습니다. 우여곡절을 겪었지만 처음에는 불가능하다고 하던 근치 수술도 받게 되었고, 현재까지 건강을 유지하고 있습니다.

시자와 씨의 암 진행 단계는 4기에서 3기와 2기 사이로 호전되었고, 이후 다시 1기에 해당하는 상태가 되어 일반적인 암의 진행 양상과는 반대의 경과를 보였습니다. 이 책에서는 이렇게 암이 작아지는 현상을 '다운스테이지'라고 부르겠습니다.

'수술이 불가능한 4기 암' 진단을 받은 상태에서 3기로, 다시 1기로 되돌린다는 것은 보통 사람으로선 상상할 수도 없는 일입니다. 하지만 적절한 3대 치료(수술, 방사선요법, 항암제)로 암의 세력을 약화시키는 동시에 식사요법으로 세포의 대사를 정상적으로 유지시키고 자연 치유력(우리 몸이 본래 가지고 있는 회복력)을 높여준다면, 암이 사라지거나 작아지는 '다운스테이지' 현상이 일어납니다.

다운스테이지 현상이 계속되면 처음에는 불가능하던 수술이나 방사선 치료가 가능해진다든지 경우에 따라서는 더 호전될 수도 있습니다. 암 진단 당시에는 상상도 할 수 없었던 놀라운 개선, 나아가서는 암을 완전히 제거하는 일도 가능합니다.

실제로 시자와 씨 외에도 3대 치료와 식사요법으로 암의 '다운스테이지'를 실현해 호전되거나 치유된 환자가 많습니다.

물론 암 식사요법을 실시한 모든 사람에게 일어나는 일은 아닙니다. 현재 통계로는 와타요식 암 식사요법을 실천한 사람 가운데 완전히 치유된 사례와 개선된 사례를 합친 유효율이 61.2%를 보이고 있습니다. 하지만 이 통계의 대상자는 거의 4기 암 환자이므로 지금까지의 상식으로 본다면 상당히 높은 수치입니다(상세한 내용은 제1장을 참조).

최근 암 식사요법을 둘러싼 정황은 크게 변하고 있습니다.

《문예춘추》2016년 6월호에는 '암의 극적인 치유, 사례로 배운다'라는 제목의 기사가 실렸습니다. 교토대학 대학원 의학연구과의 호흡기외과 교수를 지낸 와다 히로미 박사의 인터뷰 기사입니다. 인터뷰에서 와다 박사는 이렇게 말했습니다.

"교토대학병원에 있을 때 수많은 폐암 수술을 집도했습니다. 40% 정도의 환자가 수술 효과를 보지 못하고 재발했지요. (⋯⋯) 그런데 한편에서는 수술조차 할 수 없었던 말기 암 환자 중에 극적인 완화를 보인 환자가 있었습니다. 그런 환자에 예의 주시하게 되었지요. 예를 들면 기대 여명이 6개월이라고 진단한 폐암 환자가 5년 후에 느닷없이 찾아온 일이 있었습니다. 너무 놀란 나머지 '도대체 어떻게 된 거예요?' 하고 물었더니 '식생활을 좀 바꿨습니다'라고 말하였습니다."

소화기외과 의사로 오랫동안 수술에 참여했던 나도 대단히 흡사한 경험을 했습니다. 그리고 그것이 바로 내가 암 식사요법 연구에 힘을 쏟게 된 계기입니다. 와다 박사도 '암의 극적 치유(관해) 사례'를 연구하면서 지금은 식생활 개선을 중심으로 한 보완대체요법(3대 치료 이외의 암 치료요법)을 환자들에게 실시하고 있습니다. 그뿐만 아니라 와다 박사 본인도 예후가 좋지 않은 암으로 알려진 스킬스성 위암(위 점막 안에 암세포가 자라는 병)에 걸려 수술을 받은 후로는 식생활을 개선하면서 재발 방지에 힘쓰고 있습니다.

암이 식생활을 비롯한 일상의 습관에서 비롯된 '생활 습관병'이라는 것은 2008년 당시, 일본 기후대학의 학장이었던 구로키 도시오 교수도 명확히 밝힌 바 있습니다.

의료계에서는 식사요법이 아직 정식 치료법은 아니지만 와다 박사나 구로키 박사의 말에서도 알 수 있듯이 그 중요성이 서서히 인식되고 있습니다. 적절한 표준 치료에 식사요법을 병행함으로써 절망적이라고 판정받은 4기 암을 극복한 사람도 많습니다.

이 책은 그 일례로 시자와 씨의 경위를 되짚어가며 투병 경과에 따라 암 극복의 포인트를 해설한 것입니다.

암은 질환 자체가 매우 다양한 특징이 있고 환자의 체질, 환경, 치료법 등에 따라서 경과가 달라지기 때문에 환자마다 각기 특색이 다릅니다. 하지만 시자와 씨의 경과를 살펴보면 암 투병 중에 대부분의 사람이 느끼는 고민과 혼란, 문제점과 그것을 극복하는 방법이 숨어 있습니다.

이 책에서는 시자와 씨의 투병 체험을 따라가면서 각 시점별로 중요한 항목을 집어내어 알기 쉽게 설명할 것입니다. 식사요법을 중심으로 한 암 치료 접근법을 환자의 시점에서 소개하는 '실천 가이드'이자 '입문서'입니다. 암 치료를 항해에 비유한다면, 치유라는 최종 목적지에 도달하기 위한 '나침반' 같은 책이라고 할 수 있습니다.

　단순한 투병기나 의학적 해설서와 달리 독특한 방식으로 실제 체험과 함께 투병 요령을 쉽게 전달하는 책입니다.

　의사로서 식사요법에 주목한 지 벌써 20년, 본격적으로 식사 지도를 시작한 지는 십여 년이 흘렀습니다. 이 책은 나에게도 식사요법에 관한 연구 성과를 되돌아보는 귀중한 자료입니다. 지금까지 볼 수 없었던 암 투병 참고서로 많은 사람에게 도움과 희망을 준다면 더할 나위 없는 기쁨일 것입니다.

와타요 다카호

3장 식사로 암을 없애는 비결

4장 암 식사요법 실천을 위한 요령과 노하우

화보 암이 사라지는 식사, 일주일 레시피

5장 식사요법이 효과를 발휘한 극적 사례

1장

식사요법으로 시한부 13개월 위암을 이기다

시한부 13개월 암 진단, 그러나 2개월 만에 암이 작아졌다

'여는 글'에 소개된바 그대로 나(시자와)는 '시한부 13개월'이라 선고받은 4기 위암을 극복했다. 병이 발견되고 7년 가까운 시간이 흐른 지금 대단히 양호한 상태를 유지하고 있다. 이 장에서는 우선 그동안의 경과를 간추려서 소개한다.

위암이 발견된 것은 2009년 여름이었다. 처음에는 '수술만 하면 낫겠지' 하고 간단히 생각했다. 하지만 암의 크기가 7cm나 되었고, 림프절두 곳과 간 세 곳에 전이되어 4기 암이라 근치(根治)는 불가하다는 진단을 받았다.

수술이나 방사선 치료는 불가능하며 '항암제로 치료한다고 해도 평균 기대여명은 13개월'이라고 했다. 그럼에도 나는 살길이 없을까 하는 마음에 입원하자마자 필사적으로 정보를 찾기 시작했고, 최종적으로 와타요 다카호 박사가 연구한 '와타요식 암 식사요법'을 실천하기로 했다.

퇴원 후부터는 본격적으로 와타요 박사의 진찰과 식사 지도를 받았다. 정기적으로 항암 치료와 검사를 받으면서 어설프게나마 식사요법을 실천하기 시작했다.

그리고 약 두 달 뒤 위내시경 검사와 CT(컴퓨터단층촬영) 검사에서 참으로 반가운 결과가 나타났다. 위, 림프절, 간에 생긴 암이 모두 작아진 것이다. 전체적으로는 최초 발견 당시보다 절반 크기로 작아진 느낌이었다. 예상치 못한 성과에 가슴이 뛰면서 식사요법에 대한 신뢰와 의욕이 솟구쳤다.

반년 만에 간의 전이소가 사라지고, 4기에서 3기로 다운스테이지

항암제 치료와 식사요법을 시작하고 반년 뒤에 실시한 검사에서는 한층 암이 호전되어 있었다. 위암은 거의 중앙부에만 약 절반 크기로 남았고 전이된 림프절 한 곳은 완전히 사라졌으며, 다른 한 곳도 최초의 1/3 크기로 줄어 있었다. 무엇보다도 놀라운 점은 CT 검사에서 간 전이소가 사라진 것이었다. MRI(자기공명화상) 검사에서도 간 전이소가 발견되지 않았다.

이것은 암 4기에서 3기 이하로 '다운스테이지'된 상태에 해당한다. 병원에서는 이제 위와 림프절의 암을 수술로 제거할 수 있겠다고 알려주었다. 그리하여 외과에서 수술 절제 가능성을 검토하였으나 안타깝게도 림프절 전이소가 대동맥에 근접해 있어서 절제가 어렵다는 결과가 나왔다. 결국 수술은 단념할 수밖에 없었다.

하지만 불과 6개월 만에 얻은 큰 성과로 자신감이 생기면서 희망을 갖고 식사요법을 계속할 수 있었다.

1년 반 재발과 정체를 반복한 끝에
3기에서 2기로 다운스테이지

수술은 단념했지만 '앞으로 6개월 정도면 남은 림프절의 전이소도 없앨 수 있지 않을까? 잘만 하면 처음에 생긴 위암까지……' 하는 기대를 가졌다. 그러나 현실은 그렇게 녹록하지 않았다. 이후 1년 반 동안 기대와 실망, 병의 진행과 개선이 반복되었던 것이다.

우선 2010년 4월, 겨우 사라졌나 했던 간 전이소가 재발했다. 작은 병소였지만 다시 사라지기까지 1년이나 걸렸다.

같은 해 8월, 어처구니없게도 식중독에 걸려 입원해 검사를 받았더니 위암이 커져 있었다. 이것도 다시 되돌리기까지 1년에 가까운 시간이 소요되었다.

이런 상황에서 기대하고 있던 림프절 전이소는 좀처럼 좋아질 기미가 보이지 않아 초조했다. 그러다가 와타요 박사의 조언으로 생활 습관을 개선한 것이 효과를 발휘하면서 2011년 10월, 드디어 림프절의 전이소가 사라졌다.

이는 암 2기 이하에 해당하는 상태로, 두 번째 '다운스테이지'를 달성한 것이다. 이때가 투병을 시작하고 2년이 지날 무렵이었다.

투병 3년 만에 드디어
수술로 위암을 잘라내다

원발소인 위의 암도 내시경검사에서 3cm까지 작아져 있었다. 이 시점에서 위절제 수술도 가능했지만, '남아 있는 위암도 식사요법으로 사라지지 않을까?' 하는 기대감이 생기면서 다음 6개월 동안 철저하게 식사요법을 실천하기로 했다.

와타요식 암 식사요법을 통해 항암제와 식사요법 또는 식사요법만으로 암을 완전히 없애는 데 성공한 사람이 약 15%에 달했기 때문에 나 역시 도전해보고 싶은 마음이 간절했던 것이다. 나의 경우 위암까지 없애지는 못했다.

하지만 위암도 불과 수cm 정도로 크기가 안정되어 있었기 때문에 수술을 받는다면 바로 지금이라는 판단으로 2012년 9월에 위 전체를 적출하는 수술을 단행했다. 검사 화면으로 보이는 위암의 크기는 3cm였지만, 본래 4기 암이었기 때문에 부분 적출이 아닌 전체 적출을 하게 된 것이다.

경과는 매우 좋았다. 보통 항암제를 3년쯤 사용한 환자는 장기 유착 증상이 생길 수 있다고 한다. 하지만 나의 경우는 매우 깨끗해서 '최상의 수술'이라고 했다. 이 또한 식사요법 덕분인 것 같아 새삼 고맙게 느껴졌다.

림프절의 재발 암을 방사선과
식사요법으로 진정시키다

이렇게 시한부 13개월이라는 절망의 늪에서 꼬박 3년 만에 살아났지만,
사실은 그다음이 문제였다.

수술 뒤 반년이 채 안 된 2013년 2월, 림프절에서 재발한 것을 발견했
다. 종양마커(암에 걸리면 혈액 속에서 늘어나는 암 진단의 지표가 되는 물질)의 하
나인 CEA 수치가 6.5ng/ml(기준치는 5ng/ml 이하)로 높아져서 CT 검사를
해보니 크기가 14mm였다.

곧 항암제 치료를 시작했다. 그다음에는 방사선 치료를 받았으며 이
후에는 식사요법만 꾸준히 했다. 다행히 종양마커가 기준치 이하로 내
려가면서 병소가 작아지기 시작했다.

2015년 12월에 받은 CT 검사에서는 림프절 재발 암이 사라지고, 종

양마커도 기준치의 절반가량으로 줄어들었다.

이제 암은 거의 사라졌다고 보아도 좋은 상태다. 현재 2개월마다 혈액 검사를, 6개월마다 CT 검사를 받으러 병원에 다닐 뿐 치료는 받지 않고 있다.

지금도 여전히 매일 채소 · 과일 주스를 만들어 마시고, 유산균 보조 식품을 먹고 있어서인지 림프절에 재발한 암도 진정된 듯하다.

식사요법은 이전보다 상당히 느슨해진 상태지만 채소 · 과일 주스 마시기와 고기 · 염분의 제한 기준은 변함없이 지키고 있다. 앞으로도 방심해서는 안 되겠지만 현재 상태만 유지한다면 큰 문제는 없을 것이라는 자신감을 갖게 되었다.

식사요법으로
다운스테이지가 가능하다

2015년 통계에 따르면 일본의 연간 암 환자 수는 약 98만 명이고, 약 37 만 명이 사망했다. 2014년 발병자 수가 약 88만 명이었으니 1년 만에 어림잡아 10만 명이 증가한 것이다.*

이환율(보통 1년 동안 특정 병에 걸린 환자 수의 특정 인구에 대한 비율: 옮긴이)이 높은 3대 암은 '대장 · 폐 · 위' 순이며, 각기 13만 명 이상 발생하고 있 다. 사망률은 '폐 · 위 · 대장'의 순이며 3대 암으로 인한 사망자는 연간 약 17만 명이나 된다.

● 2015년 우리나라 통계청에서 발표한 암 환자 수는 21만4701명(남 11만3335명, 여 10만1366명)으로, 2014년 21만8954명에 비해 4253명(1.9%) 감소하였다. 가장 많이 발생한 암은 위암, 대장암, 갑상 선암, 폐암의 순이다.

암 단계별 5년 생존율

(단위: %)

암 진행 단계 / 암 종류	1기 → 국한 장기에서 발병	2기 → 소속 림프절로 전이	3기 → 인접 장기로 전이	4기 원격 장기로 전이
위암	88.6	41.3	9.2	1.3
결장암	93.4	63.3	34.1	5.8
직장암	86.9	53.7	31.5	5.2
간암	24.4	4.3	5.6	3.9
폐암	52.0	14.8	8.3	2.1
유방암	96.0	76.5	64.0	18.7
자궁암	91.2	54.1	46.7	13.1

※자료: 오사카부 암 등록(1993~1995 새로 발생한 환자)

암 치료법은 놀라운 발전을 거듭하고 있지만 '완치 목표'라는 의미에서 본다면 비교적 조기에 해당하는 암에만 한정된다. 진행 단계로 볼 때 원칙적으로 1기와 2기까지가 이에 해당할 것이다.

3기 진행 암의 5년 생존율이 30~50%, 4기 말기 암과 전이·재발 암은 연명을 위한 치료가 주가 되는 것이 현재 일반적 암 치료의 현실이다.

하지만 여기에 '식사요법'을 도입하면 상황을 크게 개선할 수 있다. 표준 치료인 수술, 방사선, 항암제 등으로 암세포를 공격할 때 어쩔 수 없이 떨어지는 면역력(병원체나 암세포를 억제하는 힘)을 식사요법으로 활성화하고 높일 수 있기 때문이다. 동시에 암세포가 좋아하는 영양소의 공급을 막아 '식량 보급로 차단 공격'으로 몰아붙이는 의미도 있다.

나(와타요)는 지금까지 많은 암 환자에게 식사 지도를 해오고 있다. 기본적으로 적절한 표준 치료에 식사요법을 병행하도록 지도한다. 그 결과 종래의 표준 치료만으로는 도저히 상상하기 힘든 회복 사례를 수없이 경험하고 있다(구체적인 데이터는 25쪽 참조).

암이라는 진단을 받은 데다 설상가상으로 3기나 4기 상태라면 누구나 좌절하게 된다. 그런 상황에서 3기 또는 4기 암을 2기나 1기로 되돌린다는 것은 상상도 못할 일이다. 하지만 그런 '다운스테이지' 가능성이 식사요법을 시작함으로써 열리는 것이다.

시자와 씨는 많은 어려움에 직면하면서도 식사요법을 꾸준히 실천했다. 그 결과 4기 위암에서 두 번의 다운스테이지를 이루어냈다.

이 체험은 암 회복에 시사하는 바가 많다. 이 책에서는 시자와 씨의 사례를 분석하면서 암 투병에 도움이 되는 실질적인 해설을 곁들인다(상세한 내용은 3장 참조). 그 전에 와타요식 암 식사요법에 대해 먼저 소개하고자 한다.

4기 암에서도 유효율 61.2%, 재발 방지율 80% 이상

와타요식 암 식사요법의 방법과 이론은 다음 장에서 소개하기로 하고, 여기에서는 시자와 씨의 투병 경과에서 언급되었던 치료 성적에 대한 최신 통계 데이터를 소개하고자 한다.

29쪽에 실린 표는 와타요식 식사요법을 실천한 환자의 치료 성적이다. 2016년 3월까지 약 17년 동안 진료한 420건의 임상 사례를 정리한 것으로 평균 관찰 기간은 5년이다.

위, 대장, 간, 췌장, 담도, 식도, 전립선, 유방, 악성 림프종 등 암 부위별로 관해(치유), 개선, 불변, 진행, 사망으로 나누어 임상 사례 건수를 적어 놓았다.

이 통계의 대상자는 거의가 4기 암 환자다. 대략 절반은 암이 발견되었을 당시 이미 원격 전이(떨어져 있는 장기나 림프절로 전이)가 있어서 근치 수술이 불가능한 사례다. 시자와 씨의 경우도 여기에 포함된다.

근치 수술이란 '병을 완전히 치료하는 수술'이라는 의미. 암의 경우라면 최초에 발생한 부위(원발소)나 그 주변에 약간 퍼진 정도의 단계에서 완전 절제가 가능하다고 판단되는 경우에 근치 수술 대상이 된다.

원격 전이가 있으면 전체를 완전히 절제하기가 어려우므로 완치가 힘들다. 시자와 씨의 투병 경과에 등장한 '수술 불가'라는 말은 이러한 경우를 의미한다.

이 통계의 대상자 중 약 40%는 원발소와 동일한 장기나 다른 장기에서 암이 재발한 환자다. 수술 후에 이렇게 재발하는 것은 눈에 보이지 않는 암이 남아 있다가 퍼진 것이라 볼 수 있으므로 이 시점에서는 마찬가지로 근치 수술 대상자에서 제외된다.

남은 약 10%는 4기 암은 아니었지만 전신의 여러 장기에 암이 생긴 '다중 암' 등의 경우와 마찬가지로 모든 병변을 다 치료할 수 없는 어려운 사례다.

발생 부위별로는 최근 늘고 있는 대장암이 가장 많은 113건, 그다음으로는 위암과 유방암이 53건, 췌장암이 40건, 전립선암이 38건, 간암이 18건으로 뒤를 잇는다.

와타요식 암 식사요법은 적절한 표준 치료와 병행 실시하는 것이 원칙이다. 대부분의 사례에서 각 환자는 주치의에게 표준 치료를 받았으며, 식사요법 지도와 정기검진의 일부는 내가 담당하였다. 가능한 한 주

와타요식 암 식사요법의 치료 성적

관해+개선(57+200)257/420=61.2%

장기별 사례 수		관해	개선	불변	진행	사망
위암	53	4	26	3	2	18
대장암	113	10	65	2	5	31
간암	18	3	5		1	9
췌장암	40	6	10	1	1	22
담도암	18	1	6		3	8
식도암	11	3	3			5
전립선암	38	11	18	3	3	3
유방암	53	9	27	1	5	11
악성 림프종	15	3	10			2
그 외	61	7	30	2	10	12
합계	420	57	200	12	30	121

※(2016년 3월) 평균 관찰 기간: 5년

치의와 협의하면서 효과적인 표준 치료와 식사요법의 조화를 고려해 진행하였다.

이런 방법으로 철저하게 식사요법을 실시한 결과, 420건의 사례 중 화상이나 종양마커에서 암이 사라진 '관해(완치에 가까운 상태)' 사례가 57건(13.6%), 암 크기의 축소나 종양마커 수치가 떨어진 '개선' 사례가 200건(47.6%)으로 이 둘을 합치면 257건, 유효율은 61.2%가 된다.

단, 암의 부위별 유효율에는 상당히 차이가 있어서 식사요법의 효과가 비교적 쉽게 나타나는 유방암, 전립선암, 대장암에서는 대체로

60~70%, 사례 수가 적기는 하지만 악성 림프종에서는 80% 이상이다.

위암이나 식도암은 50~60%, 폐암과 간암은 40~50%, 표에는 기재되지 않았지만 자궁암이나 난소암 등도 50% 전후다. 췌장암과 담도암 등은 식사요법의 효과가 비교적 낮은 40% 남짓의 유효율을 보인다.

하지만 통계의 대상자가 수술을 비롯한 3대 치료가 불가능하거나 효과를 기대하기 어려웠던 사례였음을 감안한다면 이 숫자의 의미가 크다고 할 수 있다.

그런데 이 치료 성적과는 별개로 최근 내가 주목하는 통계가 있다. 암 수술을 받은 뒤 재발이 없는 이른 시기부터 와타요식 암 식사요법을 시작한 사람들의 재발률이다. 대상자는 현재 100여 명으로, 재발률이 14%이다. 이를 뒤집어 말하면 재발 저지율이 86%인 셈이다.

암 1기부터 4기까지의 일반적인 재발률이 30%임을 감안한다면 식사요법을 병행함으로써 상당히 높은 확률로 재발을 억제할 수 있음을 알 수 있다.

4기 암과 같이 수술이 불가능한 경우에는 철저한 식사요법을 강력히 권한다. 그뿐만 아니라 수술 후에도 조기에 식사요법을 실시한다면 재발 방지에 큰 효과가 있다는 사실에 주목하자.

암 치료의 진행과
식사요법의 역할을 이해하자

암 치료를 목적지를 향해 바다로 나선 긴 항해에 비유한다면 식사요법은 '선체 상태를 보다 튼튼하게 정비하는 수단'에 해당한다.

항암제 등의 3대 치료는 치유라는 목적지를 향해 강력하고 스피디하게 나아가는 수단이지만, 그만큼 선체에도 손상이 미친다. 그러므로 매일 식사요법이라는 에너지를 보급하면서 목적지로 꾸준히 나아가는 것이 중요하다. 아무리 속도를 높여 전진한다 하더라도 선체 자체에 큰 손상이 발생한다면 무사히 목적지에 도달할 수 없다.

한편 만전을 기해 선체를 유지, 관리한다 해도 암이라는 병의 세력이 강한 상태에서는 거친 파도를 만난 것과 같은 형세이기 때문에 헤쳐 나가기에 역부족일 수 있다. 그런 제반 여건을 고려하면서 조화롭게 치료법을 병행하는 것이 중요하다.

그때그때 날씨와 상황을 냉정하게 판단하면서 항해를 지속하는 것도 필요하다. 암 치료는 혈액 데이터를 비롯한 검사 자료를 꼼꼼히 분석하여 정리하고 대책을 세우는 것이 중요하다.

예를 들면 혈액검사 결과 면역력을 반영하는 림프구 수치나 백혈구 수가 일정 기준치 이상이라면 항암제 등에 의한 손상을 그다지 걱정하지 않고 치료할 수 있다. 하지만 이런 수치가 부족할 때는 경우에 따라 항암 치료를 잠시 중단한다거나, 투여 기간에 공백을 두면서 한편으로 식사요법으로 면역력 증진을 꾀하는 것이 좋다(상세한 내용은 107쪽 참조).

반대로 혈액검사에서 종양마커 수치가 증가한다거나 화상 진단에서 암 병소가 확대된 상황이라면 항암제 등으로 암의 추세를 약화하는 데 전념해야 한다.

각각의 대책은 환자의 증세나 조건에 따라, 또는 의료 기관의 방침에 따라서도 달라진다. 암 치료에 임할 때는 이 점을 이해하면서 치유라는 목적지를 향해 매진하는 것이 중요하다.

이를 실천하여 훌륭하게 목적지에 도달한 본보기가 바로 시자와 씨의 사례다. 시자와 씨는 자신의 백혈구 수와 림프구 수의 변화를 그래프로 그려놓았는데(164쪽 참조), 이런 것이 암 투병에 임하는 사람에게 귀중한 참고 자료가 된다.

식사요법을 중심으로 한 체력 관리가 잘되고 면역력이 높은 상태일 때, 암이 개선되는 '다운스테이지' 현상이 뚜렷하게 나타나기 때문이다.

암 치료의 큰 흐름

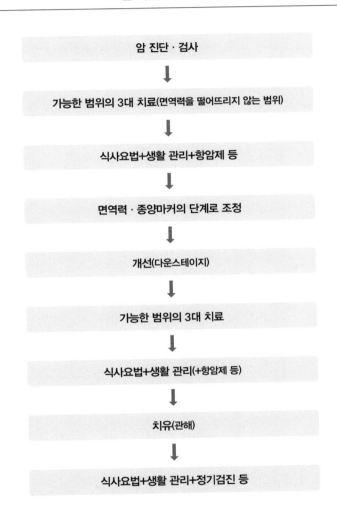

암 진단 · 검사

⬇

가능한 범위의 3대 치료(면역력을 떨어뜨리지 않는 범위)

⬇

식사요법+생활 관리+항암제 등

⬇

면역력 · 종양마커의 단계로 조정

⬇

개선(다운스테이지)

⬇

가능한 범위의 3대 치료

⬇

식사요법+생활 관리(+항암제 등)

⬇

치유(관해)

⬇

식사요법+생활 관리+정기검진 등

무사히 목적지에 도달하기 위해 무엇을 해야 하는지, 어떤 점에 주의해야 하는지를 단적으로 보여주는 그래프라고 할 수 있다.

암 치유를 목표로 나아가기 위한 구체적인 항로는 개인의 상황에 따라 다르지만, 내가 생각하는 암 치료의 대략적인 흐름을 33쪽에 제시하였다. 이 책의 내용을 참고하면서 자신의 경우에 적용하고 상태를 파악하여 암 치료의 나침반으로 삼아주길 바란다.

2장

와타요식 암 식사요법의 모든 것

면역력을 높여 암을 개선하고
재발 예방

과거 소화기외과 의사로 재직하면서 나(와타요)는 '수술 실력 향상이 곧 암 환자를 돕는 길'이라고 믿었다. 그러다가 나의 수술 성적, 즉 환자의 수술 후 5년 생존율이 너무 낮다는 사실에 직면하고 식사요법에 관심을 갖게 되었다.

2002년 당시 외과부장으로 근무하던 도립병원에서 추적 조사를 한 결과, 근치 수술이 가능했던 1406건의 사례만 대상으로 했음에도 불구하고 5년 생존율이 52%로 상당히 낮았다.

절반에 가까운 환자가 재발했고, 항암제 등의 효과도 생각만큼 좋지 않아 결국 사망했다.

수술이나 방사선요법, 항암제가 해마다 발전하고 있으므로 지금은 다소 차이가 있을 것이다. 하지만 중요한 것은 암 표준 치료가 암세포를 파괴하면서 동시에 환자의 면역력(병원체나 암세포를 억제하는 힘)까지 약화 시키는 양날의 검이라는 사실이며, 이는 현재도 변함없다.

긴 안목으로 암 치료에 성공하기 위해서는 표준 치료와 별개로 환자 의 면역력을 지원하는 방법이 필요하다. 그 수단으로 환자가 가장 실천 하기 쉽고, 효과가 높은 것이 식사요법이다.

암 식사 연구를 시작하고 나서야 알게 된 사실이지만 암 식사요법에 는 긴 역사와 확고한 실적이 있다. 예를 들면 암 식사요법의 시초이자 90년 이상의 역사를 가진 '거슨요법', 50년 이상 난치병과 암을 치료해 온 '고다요법', 정신과 의사인 호시노 요시히코 박사가 고안한 '호시노식

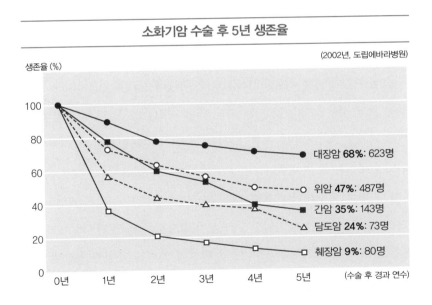

소화기암 수술 후 5년 생존율

(2002년, 도립에바라병원)

거슨요법' 등이 유명하다.

그 외에도 생과일 섭취를 중시하는 '내추럴 하이진(자연 건강법)', 현미와 채식 중심의 '매크로바이오틱(제철 식재료를 통째로 먹는 식생법)', 자연수 · 채소 · 과일 중심의 '구리야마식 식사요법' 등 암에 특화된 것은 아니지만 면역력을 높인다고 알려진 식사요법이 있다.

한편 최근의 상황을 보면, 일본에서는 암이 계속 늘고 있지만 미국에서는 1990년대 전반을 기점으로 점차 감소하고 있다. 그 계기가 된 것이 1977년에 발표된 '국민 영양문제 특별위원회'의 보고서(통칭: 맥거번 보고서)다.

당시 상원 의원이었던 조지 맥거번이 위원장이 되어 정리한 이 보고서는 "암이나 심장병은 육식 위주의 식생활이 빚어낸 식원병(食原病)이며, 약으로 고칠 수 없다", "고기 중심의 동물성 식품을 줄이고 미정제 곡물과 채소 · 과일을 많이 먹어야 한다"라고 주장했다.

이를 수용해 미국 식품의약국(FDA)은 '건강한 국민(Healthy People)'이라는 건강 정책을 내놓았고, 1990년 미국 국립암연구소에서는 암 예방에 효과적인 채소, 과일, 곡류, 향신료 등의 섭취를 권장하는 '디자이너 푸드 프로젝트'를 발표했다.

또한 미국 코넬대학의 콜린 캠벨 교수(인체영양학의 바이블인《무엇을 먹을 것인가》의 공동 저자)는 광범위한 연구를 바탕으로 동물성 단백질(네발로 걷는 동물의 단백질)의 지나친 섭취가 암 발생과 악화를 촉진한다고 발표한 바 있다.

항암 작용이 뛰어난 디자이너 푸드

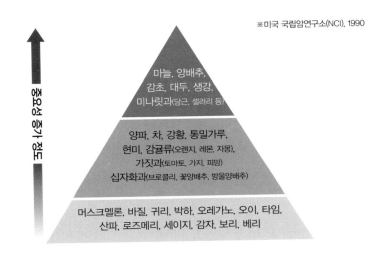

※미국 국립암연구소(NCI), 1990

중요성 증가 정도 →

마늘, 양배추,
감초, 대두, 생강,
미나릿과(당근, 셀러리 등)

양파, 차, 강황, 통밀가루,
현미, 감귤류(오렌지, 레몬, 자몽),
가짓과(토마토, 가지, 피망)
십자화과(브로콜리, 꽃양배추, 방울양배추)

머스크멜론, 바질, 귀리, 박하, 오레가노, 오이, 타임,
산파, 로즈메리, 세이지, 감자, 보리, 베리

캠벨 교수가 실시한 간 발암 동물실험 결과

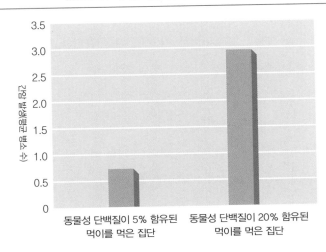

간 종양세포의 수

3.5
3.0
2.5
2.0
1.5
1.0
0.5
0

동물성 단백질이 5% 함유된
먹이를 먹은 집단

동물성 단백질이 20% 함유된
먹이를 먹은 집단

이런 일련의 연구를 받아들여 계몽이 진행되었고, 그 결과 미국에서는 암 환자 수가 점차 줄어들고 있다. 미국뿐만 아니라 유럽 등의 많은 선진국에서도 십여 년 전부터 암과 식사의 관계에 주목하고 암 영양 지도를 실시하고 있다.

나는 역사가 오래된 암 식사요법에 더해 이들의 연구 결과, 나아가서는 장수하는 사람들(107세까지 강연 활동을 활발히 했던 교육학자 쇼치 사부로, 106세까지 장수를 누린 전 일본여의사회 회장이며 도쿄여자의과대학 명예교수였던 미카미 미와 등)의 식습관 등을 바탕으로 '와타요식 암 식사요법'을 고안해냈다.

적절한 표준 치료에 이 식사요법을 결합함으로써 4기 암이나 전이·재발한 사례에서도 61%의 유효율을 얻었고, 수술 직후 조기에 시작할 경우 높은 확률로 재발을 예방한다는 사실은 앞에서도 언급한 바 있다.

수술 후뿐만 아니라 가능하면 암 조기 치료 단계에서 실시할 경우 면역력을 유지·강화해 암 투병에 도움이 된다.

이 책의 공동 저자인 시자와 히로시 씨도 처음 입원하고 정밀 진단을 받자마자 식사요법에 관심을 가졌고, 퇴원 직후 바로 실천에 옮겼다. 결국 '13개월'이라는 시한부 진단을 뒤엎고 삶을 되찾아준 열쇠가 바로 '신속성'에 있다는 점만은 분명하다.

물론 암에 걸리기 전에 암 식사요법의 요소를 가능한 범위에서 실천한다면 예방에 도움이 된다는 것은 말할 필요도 없다. 이 식사요법이 암 개선만이 아닌 재발 방지나 예방 등으로 폭넓게 활용되기를 바란다.

와타요식
암 식사요법의 8가지 원칙

와타요식 암 식사요법에는 8가지 원칙이 있다.

원칙 1 염분은 제로에 가깝게

원칙 2 동물성 단백질과 동물성 지방 제한

원칙 3 신선한 채소와 과일 대량 섭취

원칙 4 배아 성분, 콩, 뿌리채소 섭취

원칙 5 요구르트, 해조류, 버섯류 섭취

원칙 6 레몬, 꿀, 맥주효모 섭취

원칙 7 올리브유, 참기름, 유채기름 활용

원칙 8 자연수 섭취

+ 금연 · 금주(※금주는 적어도 6개월에서 1년간)

와타요식 암 식사요법의 8가지 원칙

1 염분은 제로에 가깝게

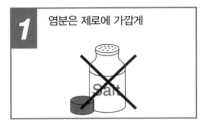

2 동물성 단백질과
동물성 지방 제한

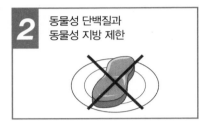

3 신선한 채소와 과일
대량 섭취

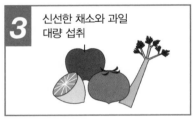

4 배아 성분, 콩, 뿌리채소 섭취

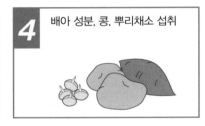

5 요구르트, 해조류,
버섯류 섭취

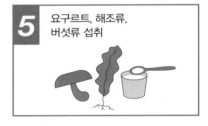

6 레몬, 꿀, 맥주효모 섭취

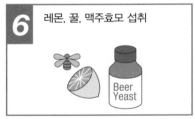

7 올리브유, 참기름,
유채기름 활용

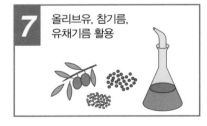

8 자연수 섭취

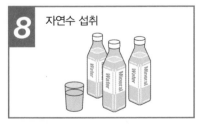

환자의 처지에서 실천 포인트와 요령은 시자와 씨가 4장에서 자세히 소개한다. 여기에서는 각 항목이 병의 상태를 개선하는 원리에 대해 간단히 설명하고 기본적인 실천 방법을 소개한다.

염분은
제로에 가깝게

우리 몸의 세포 안과 밖에는 몇 가지 미네랄(전해질)이 일정한 비율로 존재한다.

그 덕분에 세포는 균형을 유지하고 정상적으로 대사가 이루어진다. 그중에서도 중요한 것이 세포 내에 있는 칼륨과 밖에 있는 나트륨(염분)의 균형이다.

염분을 과다하게 섭취하면 이 균형이 무너져 세포의 대사가 흐트러지고, 암의 발생·악화를 촉진하는 원인이 된다.

위암과 관련해서는 또 다른 이유가 있다. 염분이 높은 식사는 위벽을 헐게 한다. 위벽이 헐면 위암의 원인이 되는 헬리코박터 파일로리균이 서식하기 쉬워 위암의 발병 위험을 높인다.

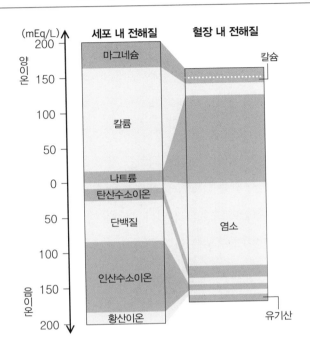

인체 세포 안팎의 전해질 비율

(mEq/L)

세포 내 전해질

혈장 내 전해질

양이온

200
150
100
50
0
50
100
150
200

음이온

마그네슘

칼륨

나트륨
탄산수소이온

단백질

인산수소이온

황산이온

칼슘

염소

유기산

따라서 암 식사요법에서는 거의 '제로'에 가깝게 염분을 제한한다. 염분은 여러 식재료에 이미 들어 있기 때문에 양념으로 쓰는 소금은 원칙적으로 사용을 금지한다.

그래도 꼭 사용하고 싶을 때에는 저염 소금이나 저염 간장(염분을 약 절반으로 줄인 소금·간장)을 소량 사용한다.

저염 간장에 같은 양의 식초나 레몬즙을 섞으면 보통 간장의 약 1/4로 염도가 줄지만 신맛이 더해지면서 맛이 좋아진다. 차가운 생두부나 데친 나물에 소스로 곁들이기에 좋다. 명란젓과 같이 소금에 절여서 보관하는 염장 식품, 연어알 간장 절임, 각종 양념이 들어가는 절임류, 조림 반찬, 건어물 같은 염분이 높은 식품은 피한다. 튀긴 어묵, 햄 · 소시지 등의 가공식품에도 염분이 많이 들어 있다. 이런 식품류에는 화학 식품 첨가물도 많으므로 삼가는 것이 좋다.

화학조미료의 주성분은 글루탐산나트륨으로, 짠맛이 나지 않아도 염분(나트륨)을 함유하고 있기 때문에 피하는 것이 좋다.

염분은 삼가면서 칼륨을 많이 섭취하면 몸에 불필요한 나트륨을 배출하기 때문에 고혈압에도 효과가 있다. 칼륨은 원칙 3에서 설명하는 생채소와 과일에 많이 함유되어 있다.

동물성 단백질과
동물성 지방 제한

동물성 식품은 넓은 의미에서 보면 어패류나 닭고기도 포함되지만 주로 문제가 되는 것이 소, 돼지, 양 같은 네발 보행 동물의 단백질이나 동물성 지방이다. 이 2가지의 과다 섭취가 암의 발생과 악화를 촉진한다는 사실은 여러 연구에서 밝혀진 바다.

세계암연구기금과 미국암연구협회가 2007년에 발표한 〈음식·영양·신체 활동과 암 예방〉이라는 보고서에는 닭고기를 제외한 육류 섭취가 대장암 발병률을 확실하게 높이며, 식도·폐·췌장·자궁에 발암 리스크를 상승시킨다고 한다.

또한 하버드대학의 월터 월릿 교수는 쇠고기 살코기 부위를 매일 먹는 사람이 한 달에 한 번 이하로 먹는 사람에 비해 대장암 발병률이 약

2.5배 높다는 연구 결과를 발표했다.

그 주된 원인은 동물성 단백질이 인체에서 잘 분해되지 않는 영양소이며 담즙의 분비량이 증가한다는 데 있다. 단백질 대사가 이루어지기 위해서는 많은 에너지를 사용해 분해와 합성이 왕성하게 진행되어야 한다.

단백질은 많은 아미노산으로 이루어져 있고, 우리 몸은 식품의 단백질을 아미노산으로 분해하여 자신의 몸에 맞도록 재합성한다. 이때 단백질의 배열이 약간만 달라져도 변형이 일어난다.

동물성 단백질처럼 왕성한 분해와 합성이 필요한 식품일수록 아미노산의 배열에 문제가 생기기 쉽다. 특히 유전자 배열에 이상이 생기면 유전자 돌연변이로 인해 암 리스크를 유발한다.

한편 동물성 지방을 과다 섭취하면 혈액 속에 나쁜 인자인 LDL(저밀도 지방단백질) 콜레스테롤이 증가한다. 과다한 LDL 콜레스테롤은 산화해 혈관 벽에 쌓이는데, 이것을 제거하는 것이 면역 세포인 대식세포다.

대식세포는 암세포와 암이 되기 시작한 세포를 제거하는 역할도 하기 때문에 산화 LDL을 처리하느라 바빠지면 그만큼 암의 발생과 진행이 쉬워진다. 따라서 암 식사요법에서는 적어도 6개월에서 1년은 쇠고기, 돼지고기, 양고기의 섭취를 금지한다.

그 외의 동물성 단백질도 지나치게 섭취하면 대사에 부담을 준다. 하지만 단백질은 몸에 필요한 영양소이므로 적당량 공급해야 한다. 따라서 닭고기나 어패류를 1일 1회, 일반인 섭취량의 절반 정도 양을 기준으

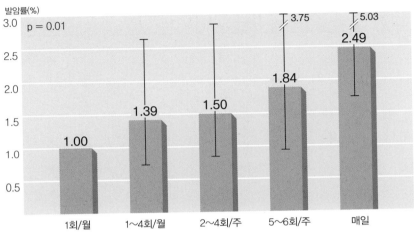

쇠고기 살코기의 섭취와 대장암의 관계

발암률(%)

p = 0.01

- 1회/월: 1.00
- 1~4회/월: 1.39
- 2~4회/주: 1.50
- 5~6회/주: 1.84 (3.75)
- 매일: 2.49 (5.03)

※월터 윌릿 외 《뉴잉글랜드 의학 저널》 1990

로 한다.

닭고기는 지방이 적은 연한 살이나 껍질을 제거한 가슴살, 어패류는 연어 · 넙치 · 도미 등 흰 살 생선, 정어리 · 전갱이 · 꽁치 같은 등 푸른 생선, 새우 · 게 · 오징어 · 문어나 조개류 등을 선택한다. 참치나 가다랑어는 체내에서 산화하여 활성산소(지나치게 늘어나면 몸에 해를 끼치는 매우 불안정한 산소)가 발생될 수 있는 미오글로빈이라는 성분을 많이 함유하고 있기 때문에 피해야 한다.

달걀은 품질이 좋은 것을 골라 1~2일에 1개 정도 섭취한다. 곡물이나 조개껍데기 등 자연 사료를 먹고 방목해서 키우는 닭이 낳은 달걀이라면 안심할 수 있다.

신선한 채소와
과일 대량 섭취

거슨요법이나 고다요법 등 암 치료에 효과가 있는 식사요법은 채소와
과일의 대량 섭취가 주요 핵심이다.

거슨요법에서는 1일 13잔(약 2L)의 채소 주스를 마신다. 이 요법을 개
발한 막스 거슨 박사는 신선한 채소·과일 주스를 '천연 항암제'라고 표
현했다.

또한 미국에서 화제가 된《암 투병 전략A Cancer Battle Plan》이라는 책에
는 1시간 간격으로 채소 주스나 과일 주스를 마시고 온몸에 퍼진 전이
암을 약 6개월 만에 극복한 사례가 실려 있다.

암의 원인이 다양하지만 그중에서도 체내 물질을 산화시키는 활성산
소가 중요한 요인으로 꼽힌다. 채소·과일은 활성산소를 제거하는 항산

화 물질(폴리페놀, 플라보노이드, 카로티노이드 등)을 풍부하게 함유하고 있기 때문에 암에 대항하는 힘이 막강하다.

또한 채소·과일에는 비타민 C·비타민 E·베타카로틴 같은 비타민, 칼륨·칼슘·철분 같은 미네랄, 식이섬유, 효소 등도 많이 함유되어 있다. 이들의 작용으로 대사가 정상화되고 면역력이 높아지므로 그런 의미에서도 암 식사요법에 필수적이다.

원칙 1에서 언급했듯 미네랄 중에서도 칼륨은 몸속의 불필요한 나트륨 배출을 촉진한다는 점에서도 중요하며, 채소·과일이 그 대표적인 공급원이다(신장병이나 심장병 등 칼륨의 섭취를 제한해야 하는 경우는 의사의 지시에 따를 것).

따라서 신선한 채소·과일을 하루에 주스 1.5L, 주스 이외의 요리 등으로 350~500g 정도를 기준으로 섭취한다. 가능한 한 하루에 10종류 이상의 채소·과일 섭취를 권장한다. 주스에 사용할 식품의 예는 다음과 같다.

● 채소 = 당근, 양배추, 소송채, 토마토, 피망, 셀러리, 파슬리, 무, 무잎, 순무, 쑥갓, 배추, 브로콜리, 양파 등

● 과일 = 레몬·오렌지·자몽·귤·라임과 같은 감귤류, 사과, 키위, 바나나, 딸기, 감, 수박, 멜론, 포도 등(레몬에 대해서는 원칙 6에서도 언급한다)

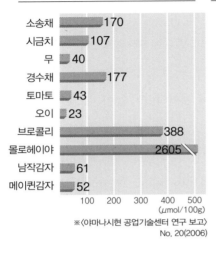

채소의 항산화 활성 작용

채소	값
소송채	170
시금치	107
무	40
경수채	177
토마토	43
오이	23
브로콜리	388
몰로헤이야	2605
남작감자	61
메이퀸감자	52

(μmol/100g)

※〈야마나시현 공업기술센터 연구 보고〉
No. 20(2006)

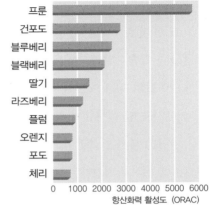

폴리페놀에 의한 항산화 효과가 높은 과일

프룬
건포도
블루베리
블랙베리
딸기
라즈베리
플럼
오렌지
포도
체리

0 1000 2000 3000 4000 5000 6000
항산화력 활성도 (ORAC)

※〈농산물 보고서〉(1999)에서 일부 수정

　제철에 나는 것이나 좋아하는 채소·과일을 섞어 착즙기로 즙을 낸다. 마실 때마다 새로 만드는 것을 원칙으로 한다. 자주 만들어 마실수록 효과적이지만 여의치 않다면 최소한 2~3회로 나누어 마신다.

　주스 외에도 찌개, 볶음, 찜, 조림, 샐러드 등으로 채소를 듬뿍 먹도록 한다. 과일도 주스와 별도로 그냥 먹거나, 요구르트에 곁들여 먹으면 좋다.

　채소·과일은 가능한 한 무농약이나 저농약 또는 유기농으로 재배한 것을 선택한다. 혹시 구하기 힘들 경우에는 잘 씻어서 반나절이나 하룻밤 물에 담가두면 어지간한 잔류 농약은 제거할 수 있다. 과일이나 뿌리채소는 무농약일 경우 껍질째 사용하는 것이 좋지만 그렇지 않다면 껍질을 벗기는 것이 좋다.

원칙 4

배아 성분, 콩, 뿌리채소 섭취

현미를 백미로 가공할 때 제거하는 쌀의 배아 부분에는 비타민 B군, 비타민 E, 식이섬유, 항산화 물질인 리그난, 피틴 등 유효 성분이 풍부하게 함유되어 있다. 이런 물질은 체내 대사를 원활하게 하거나 활성산소를 제거하는 역할을 한다. 특히 비타민 B군은 곡물의 주성분인 당질의 대사를 도와준다.

암은 본래 신체의 영양·대사 장애로 생기는 질병이다. 따라서 대사를 돕는 성분을 잘 섭취하는 것이 암 식사요법의 기본이다.

그런 의미에서 매일 먹는 주식으로 배아 부분을 섭취하는 것이 중요하다. 쌀뿐만 아니라 밀의 배아 성분에도 유효 성분이 함유되어 있다. 그렇기 때문에 적어도 하루에 한 끼는 정백하지 않은(배아 성분을 제거하지 않은) 곡물을 주식으로 한다. 구체적으로는 현미, 발아 현미, 배아미, 통밀 가루로 만든 빵이나 파스타 등이다. 백미에 잡곡을 섞은 혼합곡을 이용하는 것도 좋다.

현미는 전기밥솥에서 현미 코스로 밥을 지으면 백미와 같은 맛을 낼 수 있다. 쌀 불리는 시간을 백미보다 넉넉히, 가능한 한 하룻밤 담가두면 맛있는 밥을 지을 수 있다.

요즘 나오는 전기밥솥에는 대개 현미 코스가 있지만, 없는 경우에는 백미의 20~30% 정도 물을 더 붓고 취사 코스로 두 번 반복하여 지으면 (밥이 다 지어졌을 때 다시 한번 취사 스위치를 눌러 밥을 짓는다) 부드러운 밥을 먹을 수 있다.

백미를 먹을 때는 강판에 간 무를 함께 먹으면 좋다. 무에는 당질의 소화효소인 디아스타아제가 풍부하게 함유되어 있어 당질의 대사를 돕기 때문이다.

다만 현미나 배아미를 섭취할 때 주의할 점은 배아 부분에 농약 성분이 축적되므로 채소·과일 이상으로 무농약이나 저농약 제품을 선택해야 한다는 것이다.

대두, 팥 등 콩류도 비타민 B군이나 비타민 E, 항산화 물질, 식이섬유 등을 풍부하게 함유하고 있다. 특히 대두에는 강한 항산화 작용과 암 억제 효과가 있는 이소플라본이 듬뿍 들어 있으며, 식물성 단백질도 풍부하다. 낫토나 두부 등의 콩 식품도 충분히 활용하도록 하자.

감자, 고구마, 토란, 마 등 감자류도 식이섬유와 각종 비타민·미네랄

현미와 정백미의 차이

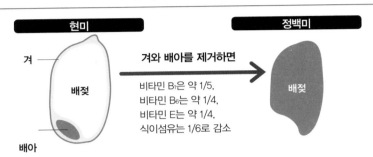

현미

겨

배젖

배아

겨와 배아를 제거하면 →

비타민 B₁은 약 1/5,
비타민 B₆는 약 1/4,
비타민 E는 약 1/4,
식이섬유는 1/6로 감소

정백미

배젖

겨와 배아에 비타민 등이 함유되어 있다

비타민 B₁	0.41mg		비타민 B₁	0.08mg
비타민 B₆	0.45mg		비타민 B₆	0.12mg
비타민 E	1.40mg		비타민 E	1.10mg
식이섬유	3.00g		식이섬유	0.50g
(100g)			(100g)	

대두 이소플라본의 암 억제 효과

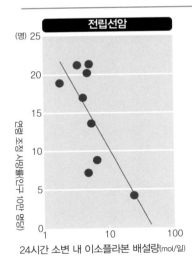

전립선암

(명) 25

연령 조정 사망률(인구 10만 명당)

0

1 10 100

24시간 소변 내 이소플라본 배설량(mol/일)

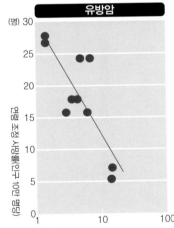

유방암

(명) 30

연령 조정 사망률(인구 10만 명당)

0

1 10 100

24시간 소변 내 이소플라본 배설량(mol/일)

※교토대학 야모리 유키오 명예교수의 연구 보고서에서

을 함유하고 있다. 반찬은 물론 주식 대용, 출출할 때 먹는 간식으로도 안심하고 먹을 수 있는 식품이다. 콩류와 감자류도 각기 하루 최소 1회 는 섭취하도록 한다.

요구르트, 해조류, 버섯류 섭취

요구르트, 해조류, 버섯류에는 면역력을 높이는 성분이 들어 있다.

요구르트에 풍부한 유산균은 장내 세균 중에서 유익균을 늘리고, 암 발생을 촉진하는 유해균을 억제한다. 동시에 암세포를 공격하는 NK(내추럴 킬러)세포와 같은 면역 세포를 활성화하는 작용도 한다.

유산균의 균체 성분이 소장(회장 말단)에 있는 '파이어판'이라는 면역 기관을 자극해서 림프구를 증가시키는 것으로도 알려져 있다.

해조류는 면역력을 높이는 후코이단(식이섬유의 일종)을 풍부하게 함유하고 있다. 또한 칼륨, 칼슘, 철, 요오드 같은 미네랄, 알긴산 등의 식이섬유도 풍부해, 이러한 성분이 대사를 조절하는 역할을 한다. 항암제의 부작용도 줄여준다.

후코이단과 항암제를 병행 사용했을 때 쥐의 연명 효과 시험

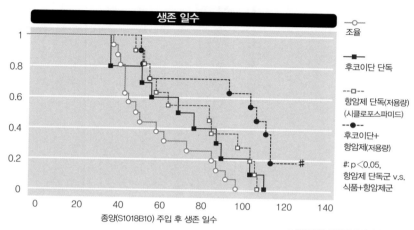

생존 일수

조율
후코이단 단독
항암제 단독(저용량)
(시클로포스파미드)
후코이단+
항암제(저용량)
#: p<0.05,
항암제 단독군 v.s.
식품+항암제군

종양(S1018B10) 주입 후 생존 일수

※긴키대학 의학부 종양면역연구소

표고버섯 등의 버섯류에는 면역력을 높이는 베타글루칸이 풍부하게 함유되어 있다. 소장에서 흡수된 베타글루칸은 유산균과 마찬가지로 장의 파이어판을 자극해서 림프구 수치를 높인다. 특히 표고버섯에 함유된 에리타데닌이라는 성분은 동맥경화를 일으키는 호모시스테인이라는 물질의 생성을 억제한다.

해조류·버섯류 모두 식이섬유가 풍부하고, 몸속 여분의 나트륨이나 콜레스테롤 배출을 촉진한다. 암 투병을 지원하는 면역력을 높이기 위해서는 이런 식품을 충분히 섭취해야 한다.

요구르트는 설탕을 첨가하지 않은 플레인 타입으로 하루에 최소 300g, 가능하면 500g 정도 섭취한다. 꿀이나 레몬즙을 뿌리거나 과일과 함께 먹어도 좋다.

주의할 점은 요구르트는 방목 낙농을 통한 양질의 우유로 만든 제품을 권한다. 양질의 우유란 햇볕을 쪼이며 잘 운동하고 신선한 목초와 곡류를 사료로 먹은 젖소에서, 출산 후 충분한 기간 경과 후 짠 우유를 말한다. 이런 우유로 만든 요구르트 제품이 많지는 않겠지만 인터넷 등에서 찾을 수 있을 것이다.

손쉽게 유산균을 섭취하고 싶다면 유산균 서플먼트(영양 보조 식품)를 활용하는 것도 한 방법이다.

해조류에는 미역, 톳, 다시마, 김 등이 있고, 버섯류에는 표고버섯, 팽이버섯, 잎새버섯, 느타리버섯, 목이버섯 등 종류가 다양하다. 매일 종류별로 한 가지씩 먹도록 하자. 보존이 가능한 말린 미역, 김, 파래김, 말린 표고버섯, 표고버섯 가루, 말린 목이버섯 등을 일상적으로 갖추어놓으면 편리하다.

레몬, 꿀, 맥주효모 섭취

우리 몸의 세포는 끊임없이 'ATP'라는 에너지 물질을 필요로 한다. 원칙 1에서 언급한 세포의 미네랄 균형을 유지하기 위해서도 이 ATP가 필수다. 그러므로 ATP가 원활하게 생성되지 않으면 암의 위험성이 높아진다.

ATP는 '구연산 회로'로 불리는 반응계에서 만들어진다. 구연산 회로는 세포의 에너지 공장과 같아서 기능이 둔화되어 ATP가 부족하면 암 발생이나 증식을 초래한다.

이름에서도 알 수 있듯이 구연산 회로가 원활하게 돌기 위해서는 구연산이 필수 불가결하다. 따라서 와타요식 암 식사요법에서는 구연산이 풍부한 레몬을 항상 섭취하도록 지도하고 있다.

레몬에는 활성산소를 제거하는 에리오시트린이라는 물질과 비타민 C

구연산 회로의 구조

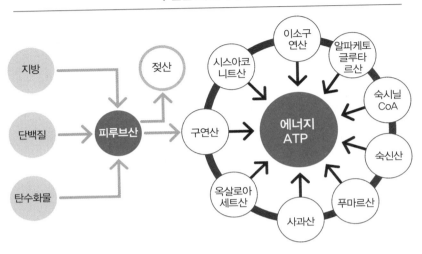

가 많이 함유되어 있어서, 그런 면에서도 암 투병에 도움이 되는 식품이다. 원칙 3에서 언급한 과일과 별도로 레몬을 하루에 2개씩 먹도록 한다. 레몬 생즙을 채소·과일 주스에 섞는다든지 물에 희석해 기호에 따라 꿀을 넣어 마시거나 요구르트 또는 여러 가지 요리에 소스로 뿌리는 등 요령껏 섭취한다.

레몬은 무농약이나 저농약을 선택한다. 그것이 어려우면 흐르는 물에 잘 씻어서 하룻밤 담가놓아 껍질에 묻어 있는 농약을 깨끗이 제거한 뒤에 즙을 낸다.

꿀은 각종 비타민과 미네랄, 효소 외에 면역 증강에 좋은 비폴렌(꿀벌 화분)을 포함하고 있다. 하루에 큰 수저 2술 정도를 기준으로 섭취한다.

가능한 한 농약 걱정이 적은 양질의 것을 선택한다.

맥주효모균은 식물성과 동물성의 중간 성질을 띠는 것으로 양질의 단백질을 포함하고 있다. 암 식사요법에서는 동물성 단백질을 제한하기 때문에 단백질을 보충하기 위해 맥주효모(에비오스정: 맥주효모로 만든 건강보조제, 의약외품)를 섭취하도록 권장한다. 기본적으로 아침과 저녁에 10정씩 복용한다.

올리브유, 참기름, 유채기름 활용

원칙 2에서 설명한 동물성 지방만이 아니라 전체적으로는 식물성 지방도 지나치게 섭취하지 않도록 주의한다. 지방을 과다 섭취하게 되면 대장암, 유방암, 자궁암 등의 위험을 높이는 비만을 초래할 뿐만 아니라 암을 유발하는 지방산(기름 등 지질의 토대가 되는 물질)의 산화까지 일으키기 때문이다.

이런 연유로 조리 시에는 올리브유, 참기름, 유채기름 등을 사용하는 것이 좋다. 이런 기름은 열에 안정적이며 쉽게 산화하지 않는 식물성 기름이다. 지방산의 균형을 유지한다는 의미에서도 이런 기름이라면 안심할 수 있다.

식물성 기름의 지방산은 크게 3가지로 구분할 수 있다(괄호 안은 많이 함유된 식물성 기름).

❶ 리놀레산 등 n.6계의 다가 불포화지방산(콩기름, 옥수수기름, 면실유 등):
  기름을 사용한 가공품이나 스낵류, 외식 메뉴 등에 많이 포함되어
  있다.
❷ 리놀렌산 등 n.3계의 다가 불포화지방산(차조기유, 들기름, 아마인유 등):
  쉽게 산화하기 때문에 신선할 때 드레싱으로 생식하면 좋다.
❸ 올레인산 등 단일 불포화지방산(올리브유, 참기름, 유채기름): 생식해도
  좋고, 쉽게 산화하지 않기 때문에 가열 조리에도 알맞다.

  현대 식생활에서는 ①이 극단적으로 많으므로 ②와 ③을 늘리는 것이
중요하다. 특히 평소 조리 시에는 열에 안정적인 ③이 가장 적합하다.
  식물성 기름은 아니지만 어패류에 많은 EPA(에이코사펜타엔산), DHA(도
코사헥사엔산) 등과 같은 지방산도 ②의 일종이다. 원칙 2에서 설명한 것
처럼 적당량의 어패류를 섭취하면서 ③의 식물성 기름을 활용한다면 지
방산의 균형이 매우 좋아진다.
  그러므로 조리나 드레싱에 사용하는 기름은 올리브유, 참기름, 유채
기름 중 하나를 소량 사용하도록 한다. 신선한 것을 생으로 섭취한다면
차조기유, 들기름, 아마인유도 좋다.
  기름은 소량으로 구입해 냉암소에 보관해 산화를 방지한다. 종류와
관계없이 오래된 기름은 사용하지 않는다.

마가린이나 쇼트닝(요리용 돼지기름인 '라드'의 대용품)은 식물성 기름을 굳힌 것으로 몸에 해로운(세포막이 불안정해지고 면역 반응이 약화되는) 트랜스 지방산을 다량 함유하고 있다. 섭취하지 않도록 한다.

자연수
섭취

암 식사요법에서는 채소 주스를 대량으로 마시기 때문에 물을 덜 마실 수 있다. 하지만 우리 몸의 약 60%를 차지하는 수분은 매우 중요하다.

수돗물에는 위생을 유지할 목적으로 염소가 첨가되어 있다. 그런데 염소는 체내에서 활성산소를 늘리는 원인이 되므로 암 식사요법에서는 수돗물을 가급적 피하고 있다. 또 강의 상류에서 사용된 농약이 침투하는 것도 피할 수 없는 현실이다.

조리에 사용하는 물까지는 어렵다 해도 적어도 마시는 물만큼은 자연수를 권한다. 좋은 환경에서 깨끗한 용수나 하천 물을 손쉽게 얻을 수 있는 사람이 아니라면 페트병에 든 자연수를 구입하도록 한다.

자연수 구입이 여의치 않을 때는 차선책으로 활성탄을 사용한 고성능 정수기를 이용해 여과된 물을 마시는 방법도 있다. 차나 커피 등을 탈 때에도 가급적 자연수를 사용한다. 물이나 차 등의 섭취는 채소·과일 주스의 음용을 방해하지 않는 범위에서 마시도록 한다.

금연
금주

이상의 8가지 원칙과 함께 식생활은 아니지만 금연 또한 절대 조건이다.

담배는 발암물질 덩어리일 뿐만 아니라 동맥경화, 심장병, 호흡기 질환 등을 일으키므로 반드시 끊어야 한다.

최근에는 의료 기관에서 금연에 어려움을 겪는 환자들에 대한 지원책으로 금단증상을 완화하는 금연 패치나 금연 껌을 처방하고 있다. 금연 외래 진료실을 설치하는 의료 기관도 늘고 있으니 자신의 의지만으로 힘들다면 의사와 상담해보도록 한다.

알코올음료는 적어도 6개월에서 1년간 금지한다. 적당량의 술은 몸에 좋다는 말도 있지만 암 환자에게는 리스크가 월등히 크다. 알코올은 소화기 벽을 헐게 할 뿐 아니라 식사 등에 포함되어 있는 발암물질의 흡수를 촉진하기 때문이다. 특히 식도암과 인두암은 알코올이 가장 큰 원인이다.

습관적으로 음주를 즐겨온 사람이라면 최근 종류가 다양해지고 있는 비(非)알코올성 맥주라든가 탄산수, 진저에일 등으로 대체하는 방법이 있다. 증상이 개선되어 안정된 후에는 일주일에 1회 정도의 적당한 음주는 가능하다. 그때까지는 일정 기간 동안 금주에 노력한다.

식사로
암을 없애는 비결

4기 위암의
진단과 통보

1장에서 나(시자와)는 투병 경과를 간략하게 소개했다. 이번에는 그 과정을 좀 더 자세히 되짚어보면서 '식사로 암을 호전시킨 비결'에 대해 말하려고 한다.

와타요식 식사요법의 핵심은 2장에서 제시한 8가지 원칙을 실행함으로써 암을 개선·치유할 수 있다는 것이다. 다만 실제로 식사요법을 실천하다 보면 여러 가지 고민과 혼란에 직면하게 된다. 이번 장에서는 투병 과정에서 부딪히는 제반 사항을 같이 풀어본다. 이것이 보다 쉽게 암 식사요법을 실천하는 힌트가 될 수 있으리라 생각한다.

2009년 7월 정밀 종합검진에서 암이 발견되었다. 바륨 조영 엑스레이 검사에서 위의 중앙에 울퉁불퉁한 부자연스러운 부위가 보여서 내시

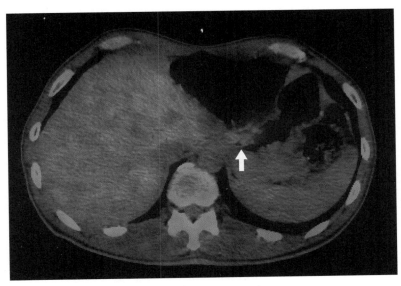

시자와 씨의 위 PET-CT 화상. 화살표 부분에 원발소가 보인다.

경으로 재검사하였더니 위의 중앙에서 상부에 걸쳐 출혈을 동반한 심한 염증이 광범위하게 퍼져 있었다. 처음에는 '위궤양이 의심된다'는 소견을 받고 정확한 진단을 위해 조직 검사를 했다.

그로부터 3주가 지난 8월 중순, 의사로부터 돌연 "암입니다"라는 무정할 만큼 직설적인 통보를 받았다. 순간 머릿속이 하얘졌다.

"위를 절제하게 될 것입니다. 전체를 적출할지 일부만 적출할지는 이후의 진단에 따라 달라질 겁니다"라고 의사가 덧붙였다.

'암 통보라는 게 이렇게 간단한 것이었나?' 하는 생각마저 들었다.

그날은 암 전문 병원에 가져갈 소견서를 받아 들고 집으로 돌아왔다.

이때만 해도 아직 전이 부위가 발견되지 않았기 때문에 위에만 암이 있으리라 생각했다.

3일 후 암 전문 병원에서 초진을 받았다. 그리고 다음 날 위출혈이 계속되었고, 빈혈 발작을 일으켜 급기야 밖에서 정신을 잃고 쓰러졌다. 그대로 암 전문 병원에 긴급 입원하게 되었다.

검사가 진행되면서 바로 위 주변의 림프절에 전이가 발견되었다. 이렇게 위 주변의 림프절이나 장기로 전이된 경우는 3기 암에 해당한다. 조기 발견 단계는 아니었지만, 아직 수술로 근치할 수 있는 가능성은 남아 있었다.

하지만 그로부터 며칠 후 간에 전이된 사실을 발견했다. 이미 개수도 여럿이고 간 전체에 퍼져 있었다. 이렇게 원발소(최초에 생긴 암)인 위에서 떨어져 있는 장기로 전이된 것을 '원격 전이'라고 한다. 원격 전이된 암은 4기에 해당한다. 이로써 4기 암을 확정 진단받은 것이다.

그때까지 해마다 정밀 종합검진을 받아왔고, 매번 위 조영 엑스레이 검사도 했다. 바로 작년에도 '위에 이상 없음'이라는 진단을 받았다. 그럼에도 불구하고 암이 발견되었을 때는 이미 림프절과 간까지 전이된 말기 위암이었다.

이렇게 해서 나는 암 투병 생활을 시작하게 되었다.

비결 1 조기 발견을 위한 적절한 암 진단

이 '성공 비결' 부분은 전문의인 내(와타요)가 해설한다. 각 내용마다 끝부분에는 한눈에 이해하기 쉽도록 시자와 씨의 투병 과정을 예로 든 실천 차트를 함께 소개하고 있으니 참고하길 바란다.

일반 건강검진만으로 암을 조기에 모두 발견하기는 현실적으로 어렵다. 시자와 씨도 매년 위 조영 엑스레이 검사를 받아왔지만 병이 발견되었을 때는 이미 4기였다. 안타깝게도 이런 경우가 적지 않다. 조영 엑스레이 검사만으로는 발견하기가 매우 힘든 암도 있기 때문이다.

2cm나 3cm 이상 되는 암이라면 엑스레이에 나타나겠지만 1cm 전후의 작은 암은 발견하기가 쉽지 않다. 이 정도라면 내시경검사가 반드시 필요하다.

내시경검사가 힘들다는 이유로 기피하는 사람도 있는데, 요즘은 코로 삽입하는 편안한 경비 내시경도 보급되어 있고, 7mm 정도 지름의 가는 내시경 카메라도 있으므로 잘 찾아보길 바란다. 위암은 발병률이 높으므로 적어도 2년에 한 번은 내시경검사를 받도록 하자.

위뿐만 아니라 그 외의 암도 정확하게 알기 위해서는 종류에 따라 전문적인 검사를 받아야 한다. 가족력이 있는 경우나 개인적으로 염려되는 종류의 암이 있다면 발견율이 높은 검사를 받도록 한다. 특히 흡연 경력이 있는 사람은 매년 폐 CT 검사를 받는 것이 좋다.

여러 암에 공통으로 적용되며 정밀도가 높은 검진법으로는 PET 검사(양전자방출 단층촬영. 몸의 어느 부위에 암이 있는지 알 수 있다)가 있다. PET 검사는 보통 5mm 정도의 암까지 발견할 수 있다. 종양마커(암에 걸리면 혈액 속에서 늘어나기 때문에, 암의 지표가 되는 물질)가 있는 암은 마커 검사와 PET 검사를 병행하면 정확도가 한층 높아진다.

PET 검사를 빈번하게 받을 필요는 없지만 30~60세는 5년에 한 번 받기를 권한다. 60세 이후에는 2~3년에 한 번, 70세 이후에는 1~2년에 한 번이면 적당하다.

유방암과 자궁경부암은 가이드라인에 따르면 2년에 한 번으로 충분하다고 되어 있으나, 가능하면 매년 받도록 한다.

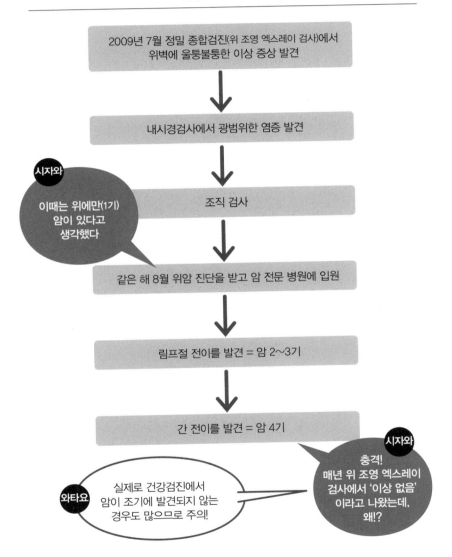

2009년 7월 정밀 종합검진(위 조영 엑스레이 검사)에서
위벽에 울퉁불퉁한 이상 증상 발견

내시경검사에서 광범위한 염증 발견

시자와
이때는 위에만(1기)
암이 있다고
생각했다

조직 검사

같은 해 8월 위암 진단을 받고 암 전문 병원에 입원

림프절 전이를 발견 = 암 2~3기

간 전이를 발견 = 암 4기

시자와
충격!
매년 위 조영 엑스레이
검사에서 '이상 없음'
이라고 나왔는데,
왜!?

와타요
실제로 건강검진에서
암이 조기에 발견되지 않는
경우도 많으므로 주의!

시한부 선고와
항암 치료

나(시자와)는 간에 암이 전이된 사실을 통보받았을 때도 여전히 '병원에서 치료하면 좋아지겠지' 하고 막연하게 생각했다. 하지만 담당 주치의에게서 "완치는 염두에 두지 않는 것이 좋겠습니다"라는 말을 들었다.

처음엔 이 말의 의미를 이해할 수 없어 매우 혼란스러웠다. 주치의에게 재차 설명을 구한 끝에 간신히 다음과 같은 의학적 사실에 도달했다.

- 4기 암은 암세포가 이미 몸 전체에 퍼진 전신 질환이다. 이런 전신 질환을 수술이나 방사선으로 치료하는 것은 불가능하다.
- 전신 질환에 해당하는 4기 암은 항암 치료 외에 방법이 없다. 게다가 4기 암의 경우 항암제는 암 증식을 일시적으로 억제하는 효과만

기대할 수 있다.

● 항암제로 암 증식이 억제되지 않으면 더 이상 가능한 표준 치료는 없다. 암이 증식이나 전이를 계속한다면 곧 죽음을 맞게 된다.

결국 주치의의 말은 '항암제로 일시적으로 암 증식을 억제해 생명을 조금 연장하는 것만 가능하다'는 의미였다.

"앞으로 몇 년 더 살 수 있을까요?" 하고 묻자 주치의는 "어디까지나 평균치겠지만, 기대여명은 13개월입니다"라고 대답했다. 이는 항암제로 연명했을 경우의 통계적 평균여명이었다. 주치의는 '죽음'이라는 직접적인 표현을 쓰지 않았지만 나는 결국 '대단히 높은 확률로 곧 죽는다'는 선고를 받은 것이다.

'고작 1년 남짓 살 수 있다면 부작용이 심한 항암 치료를 받는 것이 무슨 의미가 있을까?' 하는 회의가 들어 일단 항암제 치료는 보류하기로 했다.

병실로 돌아오자 갑자기 죽음에 대한 절망이 엄습하며 정신이 멍해졌다. 아내가 집으로 돌아간 뒤 이불을 덮고 눕자 눈물이 멈추지 않았다. "그래도 분명히 길이 있을 거야"라는 아내의 말이 머릿속을 맴돌았다.

'그래, 길을 찾아야 해!'

비결 2 '치료법 없음'이란 표준 치료에 한정된 진단
시자와 씨가 암 진단을 받은 2009년 이후 항암제도 상당히 개선되었기 때문에 같은 증상이라도 지금은 또 다른 치료법을 선택할 수 있다. 그럼에도 현재 대부분의 의료 기관에서 실시하는 표준 치료에 한계가 있는 것은 분명하다.

시자와 씨의 수기에도 언급된 것처럼 원격 전이가 있으면 근치를 목적으로 하는 수술이나 방사선 처치의 대상에서 제외된다. 항암제 치료가 주가 되는데, 항암제는 암세포에 위협을 가하는 동시에 정상 세포에도 손상을 입혀 면역력(병원체나 암세포를 억제하는 힘)을 떨어뜨리는 문제가 있다. 게다가 암세포가 약에 대한 저항력(내성)을 갖기 시작하면 효과가 없어진다.

1기나 2기에 해당하는 비교적 조기암에서는 적절한 수술이나 방사선요법을 실시하는 동시에 부작용이 나타나기 전에 항암제 치료를 종료해 완치에 성공한 예가 흔하다. 하지만 진행 암일수록 장기 투병으로 이어지기 때문에 처음에는 순탄해 보여도 점차 항암제의 문제가 드러난다.

따라서 이 같은 단점을 보완하는 치료를 병행할 필요가 있다.

의료 기관에서 '근치될 치료법은 없다' 혹은 '더 이상 사용 가능한 항암제가 없다'는 진단을 내렸더라도 이는 '해당 의료 기관에서 실시하는 표준 치료의 범위 내에서'라는 부연 설명이 달려 있음을 기억하는 것이 좋다.

절망하기 전에 할 수 있는 일이 분명 있다. 희망을 버리지 말고 마음을 단단히 먹은 후 우선 암 치료법에 대한 정보를 수집해보자.

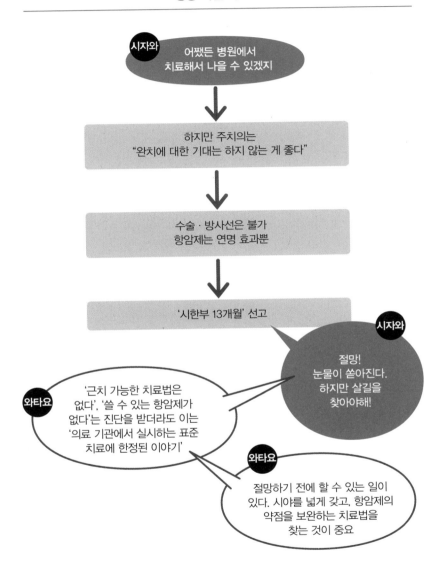

암 식사요법과 만남

나(시자와)는 시한부 선고를 받은 다음 날부터 병원 침대 위에서 '살기 위한 길'을 찾기 시작했다. 당시 보급되기 시작한 스마트폰을 막 구입한 참이라 인터넷 검색으로 암이라는 병과 치료법에 대해 다양한 정보를 수집했다. 참고가 될 만한 책이 있으면 가족에게 부탁해 구했다. 그렇게 하여 암 치료에 대해 다음과 같은 사실을 알게 되었다.

- 암세포는 정상 세포가 변이된 세포이며, 그때까지 해온 생활 습관으로 증식된 것이다.
- 암 치료에는 영양소로 세포의 대사 기능 정상화를 돕는 식사요법, 면역기능을 높이기 위해 혈행을 개선하는 목욕, 적당한 운동 등이 효과

적이다.

　구체적인 방법에는 식사요법, 동양의학, 단전호흡, 한방, 면역요법이
라고 불리는 치료법 등 다양하다. 이와 같이 3대 암 치료법 이외의 치료
법을 대체요법이라고 부른다는 것도 알게 되었다.
　대체요법 중에서도 특히 식사에 관한 것으로는 특정 기능성 식품(예를
들면 버섯이나 해조 농축액 등)을 지속적으로 복용하는 방법과 평소의 식단을
전반적으로 재검토하는 식사요법으로 크게 구분할 수 있고, 각각에는
수많은 방법이 있었다.
　이들은 하나같이 '진행 암에서도 기적적인 개선 사례가 있다'고 선전
했다. 나는 엄청난 정보의 파도에 허덕였다. 무엇을 믿어야 좋을지, 실행
하기 힘들지 않을지, 비용은 어느 정도 들지 등 그야말로 온통 의문투성
이였다.
　참고가 될 만한 내용은 자료를 모아두거나 문의 전화를 걸기도 했다.
그리고 최종적으로 '와타요식 암 식사요법'을 나의 주요 치료 방침으로
결정했다.
　돌이켜 보면 와타요식 암 식사요법과 만남은 참으로 절묘했다. 지
금은 '와타요식 암 치료요법'과 관련된 서적이 다수 출간되어 있지만,
2009년 8월 당시만 해도 고작 3권밖에 없었고 인지도도 그리 높지 않
았다.
　그런데 위암을 선고받기 전날, 가끔 일을 마치고 귀갓길에 들르던 서

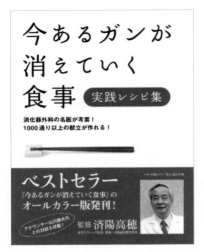

今あるガンが
消えていく
食事　実践レシピ集

消化器外科の名医が考案！
1000通り以上の献立が作れる！

ベストセラー
『今あるガンが消えていく食事』の
オールカラー版発刊！

アナウンサー山川静夫氏
との対談も収載！

監修　済陽高穂

《지금 있는 암이 사라지는 식사—실천 레시피
집》이 나의 운명을 바꾸었다.

점에서 와타요 박사의 《지금
있는 암이 사라지는 식사-실
천 레시피집》이라는 책이 나
의 눈에 들어왔다. 그때는 아
직 암에 걸린 사실을 몰랐음
에도 왠지 책에 이끌려 구입
하게 되었다.

　암 전문 병원에 긴급 입원할
때 나는 이 책을 가지고 갔다.
그리고 병원에서 수없이 반복
해 읽으면서 와타요식 암 식

사요법을 공부했다. 결국 이 책이 나의 운명을 완전히 바꿔주었다.

　와타요식 암 식사요법을 치료 방침의 축으로 삼은 가장 큰 이유는 진
행 암에 대한 유효성을 명확한 수치로 제시했기 때문이었다.

　인터넷이나 책을 통해 알아본 다른 대부분의 대체요법에서도 '기적의
개선 사례'를 소개하고 있었지만, 그 대체요법을 실시한 환자의 몇 %에
서 어떤 개선이 이루어졌는가 하는 '유효율'의 정보는 없었다. 정보가 없
다는 것은 '기적의 개선 사례'가 있다 하더라도 확률이 극히 낮을지 모
르는 일이었다. 유효율이 확실치 않은 대체요법에 나의 생명을 맡기고
싶지 않았다.

　와타요식 암 치료요법에서는 유효율이 66.3%라고 명기되어 있었다

(2009년 당시의 누계에 기초한 유효율. 최신 유효율은 이 책 27쪽 참조). 대상은 모두 말기 암을 포함한 진행 암 환자였다. 완치 사례도 12%에 가까웠다.

진행 암에서 이렇듯 높은 유효율을 명시하고 있는 대체요법은 당시에 내가 조사한 범위에서는 유일했다. 100명 중에 60명 이상이 개선되었고, 10명 이상이 완치된다는 사실, 이것이 내가 와타요식 암 식사요법을 선택한 이유다.

비결 3 표준 치료의 약점을 보완해 면역력을 높이는 식사요법

암 대체요법은 수없이 많다. 찾아보면 시자와 씨처럼 '정보의 홍수'에 허덕이는 사람이 많을 것이다.

암 대체요법의 현실은 옥과 돌이 한데 뒤섞인 '옥석혼효' 상태라 할 수 있다. 즉 실제로 암 치료나 개선에 도움이 되는 것도 있지만, 안타깝게도 영리만 목적으로 하는 것도 있다.

마땅히 제3의 기관을 만들어 공평하고 정확한 평가를 내려 정보를 공개하는 것이 바람직하겠지만, 현실은 다소 어려운 점이 있다. 환자나 가족이 직접 알아보고 판단 · 선택할 수밖에 없는 실정이다.

어떤 방법이 정말 효과적인가를 가려내기는 어렵겠지만, 핵심은 '터무니없는 금액을 요구한다거나 쉽게 낫는다고 장담하는 방법'은 특히 주의해야 한다.

시자와 씨의 수기에도 나오는 것처럼 지금까지의 실적, 즉 치유 · 개선율을 명확히 밝히고 있는가도 선택의 기준이 될 것이다. 잘 조사해보면 드물지만 치유 · 개선율을 공개하는 요법도 만날 수 있다. 그 숫자나 내용을 비교 검토하는 것도 중요하다.

시자와 씨의 경우 이 같은 검토를 거친 결과 암 식사요법을 선택했다. 그 선택이 결과적으로 시자와 씨의 생명을 구하게 된 것이다.

앞 내용에서 '항암제의 약점을 보완하는 치료를 병행해야 한다'고 언급하였다. 이런 요법 중에서 가장 효과가 좋은 것이 식사요법이라는 것을 나는 지난 20여 년의 임상 경험을 통해 확신한다.

식사요법은 암세포를 제거하는 효능 면에서 항암제에 비할 수 없지만, 면역력을 강화하는 동시에 암세포가 좋아하는 영양소를 제한함으로써 '군량 차단'의 효과가 있다.

항암제 치료와 식사요법을 병행하면 면역력 저하를 막을 수 있고, 신체적 손상을 줄이면서 암세포를 공격할 수 있다. 기초 체력을 지원하는 효과도 있어서 항암제의 부작용을 억제하는 데도 도움이 된다.

최악의 경우 이런저런 항암제를 사용한 끝에 의료 기관으로부터 '더 이상 치료법이 없다'는 진단이 내려진다 해도, 식사가 가능하다면 식사요법은 지속할 수 있다.

과거엔 암 치료를 의사에게 전적으로 맡기는 것이 일반적이었지만, 지금은 환자가 치료에 적극적으로 참여하면서 의료인과 이인삼각으로 대처하는 시대다. 이런 시대에 진가를 발휘하는 대표적인 치료법이 식사요법이라고 할 수 있다.

성공 비결 차트 3

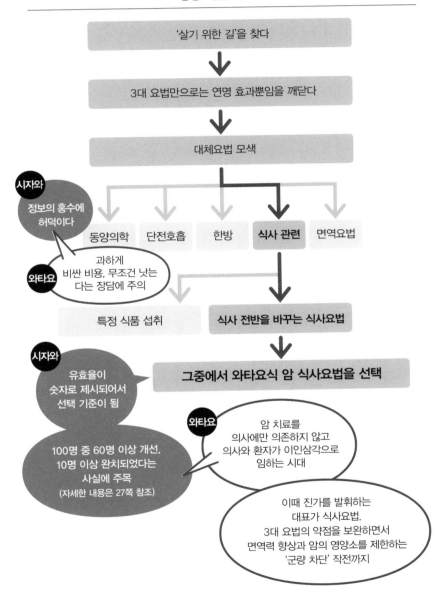

'살기 위한 길'을 찾다

3대 요법만으로는 연명 효과뿐임을 깨닫다

대체요법 모색

시자와 정보의 홍수에 허덕이다

동양의학　단전호흡　한방　**식사 관련**　면역요법

와타요 과하게 비싼 비용, 무조건 낫는다는 장담에 주의

특정 식품 섭취

식사 전반을 바꾸는 식사요법

그중에서 와타요식 암 식사요법을 선택

시자와 유효율이 숫자로 제시되어서 선택 기준이 됨

100명 중 60명 이상 개선, 10명 이상 완치되었다는 사실에 주목 (자세한 내용은 27쪽 참조)

와타요 암 치료를 의사에만 의존하지 않고 의사와 환자가 이인삼각으로 임하는 시대

이때 진가를 발휘하는 대표가 식사요법. 3대 요법의 약점을 보완하면서 면역력 향상과 암의 영양소를 제한하는 '군량 차단' 작전까지

3장 식사로 암을 없애는 비결 —— 87

치료 방침 결정
– 항암제와 소견서를 둘러싼 문제

나(시자와)는 와타요식 암 식사요법을 실행하기로 결정하고 입원 중에 주치의와 재차 면담을 했다. 이때 항암 치료를 받기로 했다는 의지를 전했다.

고작 1년 남짓한 연명을 위해서라면 고통스러운 항암 치료를 포기했겠지만 '와타요식 암 식사요법과 병행 치료하면서 완치를 향해 간다'는 목표가 생기면서 항암 치료도 긍정적으로 받아들이기로 했다.

와타요식 암 식사요법은 수술, 방사선, 항암제의 3대 치료와 병행하는 것을 전제로 한다. 원칙적으로 와타요 박사의 클리닉에서는 환자에게 PET 검사를 통한 화상 진단과 식사 지도를 진행하고, 3대 치료는 전문의가 있는 의료 기관에서 담당 주치의에게 받는다.

그런 이유로 나는 암 전문 병원에서 항암 치료를 받아야 했기 때문에 다시 주치의에게 표준 치료에 대한 의지를 전달한 것이다.

와타요 박사의 책에는 "항암제 양을 표준보다 다소 적게, 가능하면 70~80% 정도로 사용하는 것이 바람직하다"고 적혀 있었다. 표준량을 투여할 경우 환자의 체력과 면역력이 떨어지는 경우가 많기 때문이라고 했다.

그래서 나는 주치의에게 항암제 양을 줄이고 싶다고 부탁했으나 불가능하다는 단호한 답변을 들었다. 항암제 치료에는 의학적인 가이드라인이 있어서, 표준량으로 실시해야 한다는 설명이었다.

나는 잠시 당황했다. 의사인 와타요 박사가 의학적 가이드라인을 따르지 않는다는 상황이 잘 납득되지 않았기 때문이다.

어쨌든 일단 치료를 시작하는 것이 중요했기 때문에 우선 할 수 있는 데까지 해보자고 마음을 다잡으면서 표준량으로 항암 치료를 받아보기로 했다.

여기에는 약간의 후일담이 있다. 다소 시간은 걸렸지만 가이드라인을 따르는 형식으로 투여량을 단계적으로 줄일 수 있었다. 상세한 내용은 뒤에 밝히기로 한다.

또 한 가지 곤란했던 문제는 의사 소견서(진료 정보 제공서)에 관한 것이었다.

애당초 나의 계획은 퇴원 후에는 와타요 박사의 클리닉에서 진료를 받는 것이다. 미리 전화로 진료를 예약하였더니 클리닉 측에서 소견서와 진찰 데이터를 지참하도록 안내받았다.

그래서 주치의에게 이를 부탁하였더니 "우리 병원에서는 식사요법을 인정하지 않기 때문에 소견서나 진료 데이터는 제공할 수 없습니다. 의학계에서는 식사요법을 인정하지 않습니다"라며 거절했다.

냉혹한 현실에 부딪히는 느낌이었다.

하지만 곧 담당 주치의가 새로운 길을 열어주었다. 주치의가 얼마간 생각하더니 "환자분 앞으로 소견서와 진찰 데이터를 발부하는 것은 가능합니다"라고 말해주었다

이것을 내가 와타요 박사의 클리닉에 가지고 가면 되는 것이다. 담당 주치의의 배려에 깊이 감사했다.

비결 4 소견서와 검사 데이터를 식사요법 지도 의사에게 제출

우리 클리닉에서는 식사요법을 지도할 때 환자의 담당 주치의가 발급하는 소견서(진료 정보 제공서)를 지참하도록 한다. 병의 증상이나 경과를 충분히 파악하여 식사요법을 지도하고, 동시에 앞에서도 언급한 대로 담당 주치의와 연계해 치료를 진행하기 때문이다.

과거에는 '의사가 소견서 작성을 꺼린다'는 이야기가 적지 않았다. 그러나 최근에는 2차 소견, 즉 세컨드 오피니언(진단·치료에 관해 다른 의사의 의견을 듣는 것) 개념이 보급되어 그런 일은 거의 사라지고 있다.

예전에 비하면 의료 현장에서 인폼드 콘센트(Informed Consent, 충분한 설명과 동의)가 중요해졌고, 세컨드 오피니언이 도입되면서 상당히 개방적인 분위기가 조성되

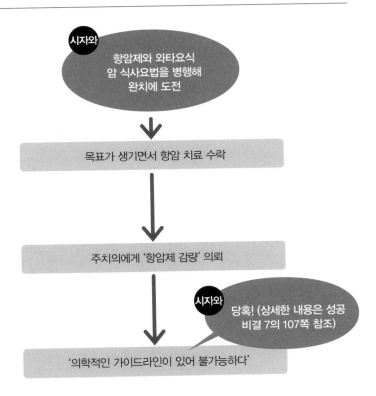

고 있다.

하지만 개중에는 여전히 구태의연한 의료 기관이나 의사가 있어 소견서 받기가 어려울 수도 있다.

'암 식사요법을 해보고 싶으니 소견서를 부탁한다'고 직설적으로 말하기 어려운 경우에는 '세컨드 오피니언을 듣고 싶으니 소견서를 써주셨으면 좋겠다'라고 부탁하면 좋을 것이다.

요즘은 세컨드 오피니언에 관한 요구를 거절할 수 없고, 의뢰받은 소견서는 써주게 되어 있다. 가능하면 의사와 관계가 잘 유지될 수 있도록 표현 등에 신경 써서 부탁해보자.

소견서와는 별도로 정기 검사 결과도 식사요법 지도 의사에게 제출하도록 하고 있다. 증세의 개선 상태라든가 식사요법 효과가 어느 정도 나타나고 있는가를 파악하는 데 매우 중요하다.

진료 데이터는 기본적으로 환자의 것이므로, 원한다면 받을 수 있다. 최근에는 환자가 요구하지 않아도 검사 결과를 발부하는 의료 기관도 있다.

시자와 씨가 뒤의 투병 경과에도 썼지만 같은 검사 자료를 보더라도 표준 치료의 범위 내에서 보는 것과, 식사요법을 더한 시점에서 보는 것은 상당한 차이가 날 수 있다.

예를 들면 시자와 씨의 경우는 간 전체에 작은 병소가 점재해 있었다. 이는 수술로 제거하는 것이 일단 불가능하다. 수술은 덩어리진 케이스가 제거하기에 더 적합하다고 보는 것이다.

하지만 식사요법으로 개선하려는 경우라면 덩어리가 큰 암보다는 작고 점재해 있는 형태의 암이 오히려 더 효과가 있다고 판단할 수 있다.

이처럼 같은 데이터라도 견해가 다를 수 있고, 식사요법도 최근의 검사 결과를 보면서 지도할 필요가 있기 때문에 반드시 식사요법 지도 의사에게도 검사 결과를 제공하는 것이 중요하다.

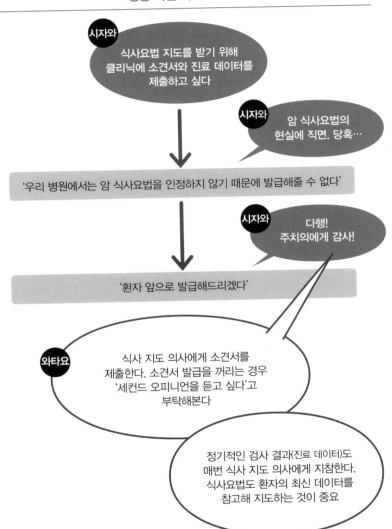

식사요법과
항암 치료의 시작

항암제는 3종류를 동시에 사용하게 되었다. 부작용이 심하다고 알려진 시스플라틴이라는 약과 머리카락이 잘 빠지기로 유명한 도세탁셀이라는 약을 정맥에 점적 주사했고, TS-1이라는 약을 복용했다.

　4일에 걸쳐 첫 항암제를 점적 주사한 후 퇴원하여 약 1개월 만에 집으로 돌아갈 수 있었다. 그 후에는 4주 간격으로 항암제 투여가 실시되었다.

　집으로 돌아가자마자 즉시 와타요식 식사요법을 시작했다.

　회사에 사정을 설명하여 휴직을 하였다. 아내는 풀타임으로 일을 하니 낮에는 집에 없었다. 그래서 내가 먹을 식사는 스스로 직접 만들기로 했다. 암 판정을 받기 전에도 아이들의 아침을 만든 경험이 있던 터라 요리하는 데 익숙했다.

하지만 암 식사요법은 무염에 가까운 저염식이어야 하고 시판하는 조미료도 거의 사용할 수 없는 등 제한이 많아서 처음에는 갈피를 잡기 어려웠다.

4장에서 자세히 이야기하겠지만 저염 간장(염분을 일반 간장의 절반 정도로 줄인 것)이나 여러 가지 허브를 사용하는 등 다양한 연구를 거듭했다.

신선한 생주스를 만드는 것도 암 식사요법의 중요한 요소다.

채소나 과일을 몇 차례씩 짜내서 하루에 1.5L 이상 생주스를 마셨다. 시간이 지나면 산화하기 때문에 미리 만들어놓을 수가 없다.

나는 한 번에 300ml의 주스를 아침, 오전 중, 정오, 오후, 저녁, 밤 6회에 걸쳐 총 1.8L를 매일 마셨다.

퇴원하고 며칠이 지나자 항암제의 부작용이 나타나기 시작했다. 권태감, 오한 그리고 구토가 엄습해왔다. 몸을 움직이기도 힘들어서 망가진 인형처럼 몇 시간이고 누워 있었다. 외출했다가 갑자기 심한 부작용이 엄습해 화장실에서 1시간이나 틀어박힌 일도 있었다.

다행히 심한 부작용은 수일 만에 진정됐다. 이 같은 리듬을 파악하고, 다음 항암제 치료를 받을 때까지 2~3주 동안은 비교적 평온하게 지낼 수 있게 되었다.

10월 초 와타요 박사의 클리닉 초진일이 다가왔다. 우선 PET 검사를 받고, 그 결과를 보면서 와타요 박사의 진찰을 받았다.

진단 결과는 암 전문 병원과 다름없이 '위암, 간·림프절 전이'라고 나왔지만 식사요법과 항암 치료를 병행하면 치유율이 높아질 것으로 예상

된다는 설명을 듣고, 안도감과 함께 큰 용기를 얻었다.

그 후부터는 2~3개월마다 암 전문 병원에서 실시한 검사 결과를 가지고 식사요법 클리닉에서 재차 진료를 받았다. 처음에는 암 전문 병원에서 받은 검사 결과를 왜 와타요 박사가 참고하는지 이해할 수 없었다. 거의 같은 데이터를 보는 것이 무슨 의미가 있을까 하는 의구심이 들었다. 하지만 회를 거듭하면서 이유를 알게 되었다.

앞으로도 자세히 이야기하겠지만, 식사요법을 지속하면서 나의 암은 표준적인 의학 가이드라인을 뛰어넘는 개선을 보이기 시작했다. 이같은 사례는 표준 치료만 실시한 병원에서는 거의 전례가 없는 '예상 범위를 벗어난' 혹은 '예외적'인 것이었다.

하지만 와타요 박사의 클리닉에서는 비슷한 개선 사례가 이미 다수 존재했다. 그러한 데이터와 경험을 바탕으로 와타요 박사에게 타 병원과는 다른 판단과 추후 전망을 들을 수 있었다.

대개는 '조금 더 좋아지는 것도 기대해볼 만하니, 이런 점에 주의하도록'이라든가 '이만큼 좋아졌으니 다음에는 이런 치료를 생각해보아도 좋겠군요'와 같은 희망적인 내용이었다.

비결 5 식사요법은 반드시 의료에 기반하여 실시한다

'암 식사요법'이라고 하면 정해진 식사요법을 개인적으로 실천하는 것이라 생각하는 사람도 있겠지만 이것은 의료라고 할 수 없다. 어디까지나 의료의 범위 안에서 의료 책임이 어디에 있는지 명확히 하면서 식사요법에 임하는 것이 중요하다.

현재로서는 표준 치료를 실시하는 의료 기관에서 식사요법 지도를 함께 받기가 어려운 것이 현실이다. 그렇다고 해서 의학적인 검사나 치료는 외면하고, 혼자서 식사요법만 실천하는 것은 상당히 위험한 행위다.

물론 결과적으로 암을 호전시킬 수 있지만, 반대로 증세가 악화되거나 심지어 위급한 상태가 될 수도 있다는 것을 생각한다면(암 환자, 특히 진행 암 환자의 몸은 예민하기 때문에 예측하지 못하는 증상으로 악화되는 일도 있다), 의료를 벗어나는 것은 바람직하지 않다. 환자 본인과 가족 입장에서 고통스러운 일이며 사회적으로도 손실이다.

식사요법을 실시할 때에도 표준 치료를 받을 수 있는, 전문의가 진료하는 의료 기관에서 치료와 검사를 받으며 병행하는 것이 대단히 중요하다. 설령 '가능한 치료가 없다' 혹은 '방법이 없다'는 진단을 받았다고 해도 의료 기관을 완전히 벗어나지 말고 정기적인 검사만은 꼭 받아야 한다. 그리고 식사요법 지도 의사를 찾아 식사 지도를 받는 것이 좋다. 가능하다면 양쪽 의료진이 서로 연계되어 진료받는 것이 좋다.

최근에는 환경이 많이 개방되어서 시자와 씨의 수기에서처럼 '식사요법을 인정하지 않는다'고 말하는 의사는 줄었을 것이라 생각한다. 하지만 여러 가능성이 있을 수 있으므로 시자와 씨의 사례처럼 어느 정도 임기응변으로 대처한다든지, 요령을 내보는 것도 필요하다.

이 경우 마음이 쓰여 진료받기가 다소 불편할 수 있지만, 그렇더라도 가급적 의료와 멀어지지 않도록 해야 한다. 만약 껄끄러운 상태가 해소되지 않고 힘들다고 판단된다면 의료와 담을 쌓기보다는 식사요법을 이해하는 주치의를 새로이 찾아보는 것도 한 가지 방법이다.

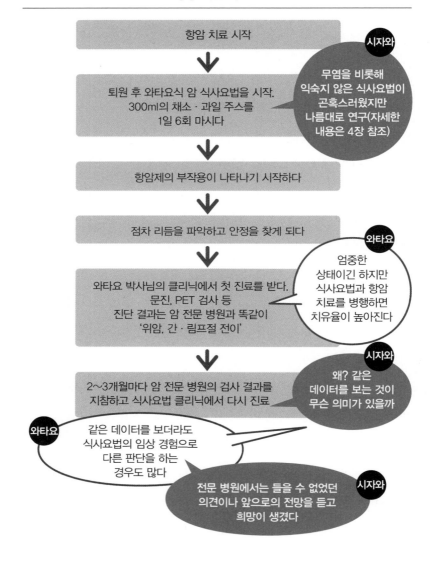

성공 비결 차트 5

항암 치료 시작

↓

퇴원 후 와타요식 암 식사요법을 시작.
300ml의 채소 · 과일 주스를
1일 6회 마시다

시자와: 무염을 비롯해 익숙지 않은 식사요법이 곤혹스러웠지만 나름대로 연구(자세한 내용은 4장 참조)

↓

항암제의 부작용이 나타나기 시작하다

↓

점차 리듬을 파악하고 안정을 찾게 되다

↓

와타요 박사님의 클리닉에서 첫 진료를 받다.
문진, PET 검사 등
진단 결과는 암 전문 병원과 똑같이
'위암, 간 · 림프절 전이'

와타요: 엄중한 상태이긴 하지만 식사요법과 항암 치료를 병행하면 치유율이 높아진다

↓

2~3개월마다 암 전문 병원의 검사 결과를
지참하고 식사요법 클리닉에서 다시 진료

시자와: 왜? 같은 데이터를 보는 것이 무슨 의미가 있을까

와타요: 같은 데이터를 보더라도 식사요법의 임상 경험으로 다른 판단을 하는 경우도 많다

시자와: 전문 병원에서는 들을 수 없었던 의견이나 앞으로의 전망을 듣고 희망이 생겼다

두 달 만에 효과가 나타나
의욕이 솟다

처음에는 식사요법에 '생명이 걸려 있다'는 생각으로 필사적으로 매달렸다. 하지만 솔직히 한 달이 지날 즈음부터 서서히 지치고 싫증이 나기 시작했다.

당시에는 염분 없이 여러 종류의 요리를 맛있게 만드는 요령이 아직 없었기 때문에 단조로운 맛이 반복되면서 질려버린 것이다. 또한 아직 서툴러서 하루에도 몇 차례나 주스를 만드는 일에도 지쳤다. 결국 의욕이 시들해지고 '더 이상 못할 것 같다'며 애꿏은 가족에게 화풀이를 하기도 했다. 이런 일은 식사요법을 막 시작한 사람들이 흔하게 겪는 난관이 아닐까 생각한다.

잠깐 식사요법이 벽에 부딪혔으나, 이때 문득 '어쩌면 이것이 체질에 변화가 시작된 때문인지도 모르겠다'는 느낌이 들어 일단 마음을 돌리기로 했다.

그로부터 얼마 지나지 않은 11월 초순 2차 항암 치료가 끝난 뒤, 위내시경과 CT 검사를 받았더니 기쁜 소식이 들렸다.

위, 림프절, 간의 모든 부위에서 암이 작아졌다는 것이다.

울퉁불퉁하고 검붉었던 위벽의 종양이 평평하고 하얀 궤양 정도가 되고, 크기도 상당히 작아져 있었다. 3곳의 림프절 전이는 2곳이 사라지고 남은 한 곳도 본래 3cm였던 것이 절반 정도로 줄어들었다. 간에 흩어져 있던 전이소도 숫자가 상당히 줄어 있었다.

나의 눈에는 전체적으로 처음 발견 당시의 절반 정도로 줄어든 듯 보였다.

병원에서 처음 설명을 들은 바로는 항암 치료제는 암이 더 커지지 않게 하는 목적이라고 했다.

그런데 커지지 않은 정도가 아니라 절반으로 작아졌다니 생각지도 못한 호전에 가슴이 요동쳤다. 주치의는 항암제가 아주 잘 들었다고 말했지만, 나는 내심 그 때문만이 아니라고 생각했다. 식사요법을 병행했기 때문에 이런 결과가 나온 것이다.

겨우 2개월 만에 확실한 효과를 보았다는 기쁨과 놀라움에 식사요법에 대한 의욕이 다시 불타올랐다. '이렇게 꾸준히 하면 되는 거야!'라는 자신감이 솟구쳤다.

식사요법에 투정 부린 일 따위는 어느새 까맣게 잊어버렸다. 본격적으로 '맛있는 식사요법'을 위해 메뉴 레시피, 맛 내기 연구에 열중하기 시작했다. 이때부터 암에 걸린 사실을 감추지 않고 투병 경과와 식사요법에 관해 친구에게 이야기하거나 블로그에 글을 올리기도 했다. 그 덕분에 진행 암 환자나 가족들과도 교류하였다. 암 식사요법에 관심이 있는 사람들로부터 체험담을 듣고 싶다는 바람도 간간이 접하게 되었다 (나중에는 나의 체험을 소개하는 강연회도 열게 되었다).

　물론 이렇게 식사요법에 관심을 가졌다고 해서 모든 사람이 실제로 식사요법을 실천하는 것은 아니다. 어떤 사람은 식사요법을 실천하지 않았고, 생활 습관도 바꾸지 않았다. 또 어떤 사람은 시작했지만 한두 달만에 포기하기도 했다. 그런 환자들은 진행 암일수록 병세가 악화되기 쉬웠고, 수개월 후 사망하는 경우도 볼 수 있었다.

　반면에 식사요법을 꾸준히 실천한 사람들은 병세가 호전되었고 나중에 서로 건강하게 재회한 적도 있다. 물론 식사요법을 하면 반드시 경과가 좋아진다고 말할 수 없다. 다양한 사례가 있지만, 내가 아는 한 호전된 경우가 많았다는 것은 확실하다.

　나 스스로도 그때 포기하지 않기를 잘했다고 절실히 생각한다.

　이 교훈을 나는 강연 때마다 '첫 3개월(약 100일)을 반드시 지속하는 것이 중요하다', '자신의 몸으로 효과를 실감하는 것이 중요하다'는 내용으로 전달하고 있다.

비결 6 식사요법은 일단 100일을 목표로 꾸준히 지속한다

나(와타요)는 환자들에게 "암 식사요법은 적어도 시작 100일만큼은 무조건 지속해주세요"라고 당부한다.

100일 정도부터 첫 효과를 느끼는 경우가 많기 때문이다. 시자와 씨도 언급했듯 암 식사요법을 시작하고 한두 달 정도는 주스를 만들거나 식사 준비 작업이 익숙하지 않은 데다가 입맛이나 몸이 적응하지 못한 상태이기 때문에 좌절하기가 쉽다.

하지만 구체적으로 암이 축소되거나 종양마커 수치가 개선되는 등 눈에 보이는 성과가 나타나면 다시 의욕이 솟아난다. 시자와 씨의 경우는 다소 빨라서 두 달째에 징후가 나타났지만, 대부분은 3개월 전후에서 첫 변화가 나타난다. 그래서 알기 쉽게 '우선은 100일'이라고 정한 것이다.

그때까지 어떻게든 참고 노력한다면 식사 준비 작업이나 맛에 적응하는 동시에 성과도 나타나기 때문에 여러 의미에서 지속하기가 수월해진다. 염분이나 지방이 적은 식사를 실제로 즐기게 된 사람도 많이 나타난다. 즉 100일을 꾸준히 지속할 수 있느냐가 식사요법의 성패를 가른다고도 할 수 있다.

이 점을 꼭 기억하면서 일단 '100일'을 목표로 식사요법을 실천하기 바란다.

다만 80% 이상은 100일이면 어떤 변화가 나타나지만, 간혹 그때까지도 효과를 실감하지 못하는 경우도 있다. 이때는 의사와 상담하여 식사요법 방식이나 의료 방침을 재검토한 후 다시 50～100일(합계 6개월) 정도 더 노력해볼 필요가 있다. 식사요법 지도 의사만이 아니라 주치의와도 긴밀히 상담하도록 한다.

100일을 이겨냈다면 다음은 6개월, 1년, 2년, 3년, 이렇게 다음 목표 구간을 의식적으로 정해놓으면 식사요법을 지속하기가 훨씬 수월하다. 증상이나 검사 결과가 좋

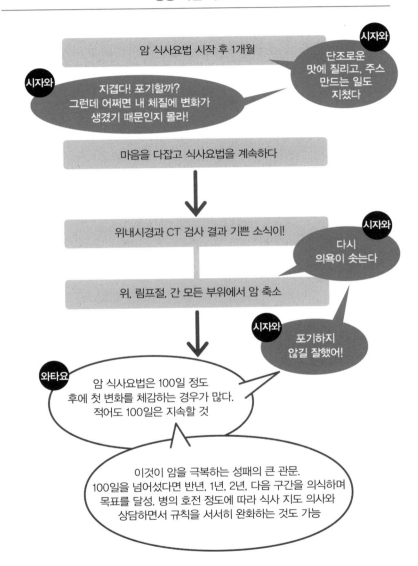

다면 식사요법 지도 의사와 상담하여 규칙을 서서히 완화하는 것도 가능하다.

이런 전망을 세우고 식사요법을 꾸준히 실천해보자. 시자와 씨처럼 식사요법으로 암을 극복한 사람의 체험담을 읽는 것도 지치지 않고 식사요법을 지속하는 데 동기 부여가 될 것이다.

항암 치료를
받을 때

2개월 만에 암은 작아졌지만 이 기세를 계속 유지할 수 있을 것인가가 문제였다.

많은 경우 항암제를 오래 사용하다 보면 암세포가 약에 대한 저항력 (내성)이 생기면서 약효가 떨어진다.

내 몸의 암이 작아진 이유가 전적으로 항암제 효과라면 얼마 지나지 않아 암세포가 저항력을 갖게 될 것이고 결국 약효가 떨어지며 암이 다시 커질 것이다. 암의 크기를 계속 줄이기 위해서는 식사요법의 힘이 반드시 필요하다고 믿고, 채소·과일 주스를 매일 마시면서 식사요법에 기초해 요리를 열심히 만들었다.

그러는 사이에 항암제의 양도 조금씩 줄었다. 2009년 연말에 들어서

면서 표준량의 80% 정도로 약을 줄여 투여했다. 부작용으로 혈액 속의 백혈구 수가 지나치게 떨어졌기 때문에 주치의의 판단에 따라 투여량을 줄인 것이다. 그 덕분에 오한이나 무기력, 구토 등의 부작용은 예전만큼 강하게 나타나지 않았다.

앞에서도 이야기한 것처럼 처음부터 항암제의 양을 줄이는 것은 의학적 가이드라인에 어긋난다는 이유로 거부된 바 있다. 하지만 가이드라인에는 '환자의 부작용 증상을 지켜보면서 단계적으로 항암제를 줄인다'는 여지가 남아 있었고, 나(시자와)는 이때 처음으로 그 사실을 알게 되었다.

이후의 투병 과정에서 항암제의 종류가 몇 번 바뀌었으나, 그때마다 부작용의 증상을 관찰하면서 항암제 양을 줄이는 일이 있었다. 백혈구 감소뿐 아니라 오한·구토가 심하고 손발 저림으로 일상생활에 지장을 초래하는 경우에도 주치의와 상담하여 항암제를 줄일 수 있었다.

후에 수년에 걸친 치료 기간 동안 항암제를 평균하였더니 표준 사용량의 70~80% 전후였다. 항암제를 적게 사용하는 방법으로는 필시 이것이 가장 실제적이며 효과적이라 생각한다.

와타요식 암 식사요법에서는 가능하다면 약간 적은 양의 항암제를 권장하고 있지만 항암제 치료는 일반 의료 기관에서 실시하므로 처음부터 가이드라인에 어긋나는 감량 사용은 어려운 것이 현실이다. 하지만 부작용의 영향을 관찰하면서 의사가 타당하다고 판단하면 항암제 치료를 포기하는 일이 발생하지 않도록 어느 정도 단계적으로 줄일 수 있다.

나는 결과적으로 항암제로 인해 체력이 바닥나는 일 없이 '가급적 건강한 투병'이라는 나만의 이상을 실현할 수 있었다.

항간의 대체요법이나 서적 중에는 항암제를 독이라 주장하며 완전히 부정하는 경우도 많이 볼 수 있다. 이 영향으로 항암제 사용을 망설이는 환자도 많을 것이다.

하지만 나의 경험에 비추어 보면 항암제의 좋고 나쁨을 논하는 것은 극단적이며, 항암제는 사용하기에 따라 매우 효과적이라고 생각하고 있다.

또한 식사요법과 용량을 약간 줄인 항암제의 조합은 암에 대한 면역 기능을 떨어뜨리지 않기 때문에 환자에게도 좋은 선택지라고 판단한다. 가까운 미래에 이러한 선택이 암 치료의 주류가 되기를 바란다.

비결 7 항암제 문제는 주치의와 잘 상담할 것

항암 치료 중에 부작용이 힘들게 느껴지면 주치의에게 솔직히 알리도록 하자. 치료 전에 미리 부작용이 있을 가능성에 대해 설명을 듣기 때문에 환자 중에는 사전에 들은 내용이니 참아야 한다고 생각하는 사람이 있다. 또는 부작용이 심한 것이 약이 듣는 현상이라고 생각해 견디는 경우도 있다. 그러나 그런 일은 없다.

국립암연구센터 아라이 야스아키 박사의 저서 《당신이 받을 수 있는 항암제 치료》에는 다음과 같은 구절이 있다.

"항암 치료에서 일부 약을 제외하고 부작용이 나타나는 것이 곧 '치료 효과'의 증

성공 비결 차트 7

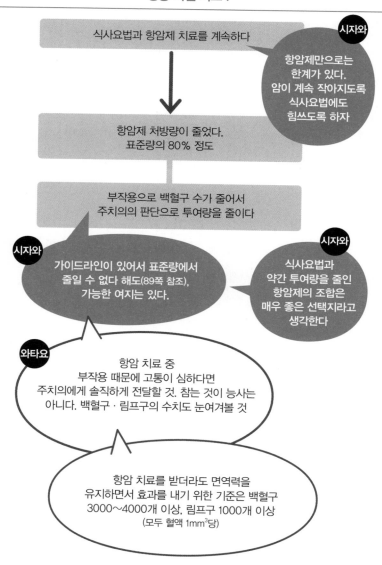

식사요법과 항암제 치료를 계속하다

시자와
항암제만으로는 한계가 있다. 암이 계속 작아지도록 식사요법에도 힘쓰도록 하자

항암제 처방량이 줄었다.
표준량의 80% 정도

부작용으로 백혈구 수가 줄어서
주치의의 판단으로 투여량을 줄이다

시자와
가이드라인이 있어서 표준량에서 줄일 수 없다 해도(89쪽 참조), 가능한 여지는 있다.

시자와
식사요법과 약간 투여량을 줄인 항암제의 조합은 매우 좋은 선택지라고 생각한다

와타요
항암 치료 중 부작용 때문에 고통이 심하다면 주치의에게 솔직하게 전달할 것. 참는 것이 능사는 아니다. 백혈구 · 림프구의 수치도 눈여겨볼 것

항암 치료를 받더라도 면역력을 유지하면서 효과를 내기 위한 기준은 백혈구 3000~4000개 이상, 림프구 1000개 이상
(모두 혈액 1mm^{3}당)

거로 생각해서는 안 된다. 치료 효과를 기대하고 부작용을 참으면 오히려 증상이 악화되어 결국 치료를 중단해야 하는 경우도 있다. 부작용을 참는 것은 아무 이로운 점이 없다."

약에 따라 다르겠지만 항암제 부작용으로 흔히 나타나는 자각 증상에는 구토, 식욕 저하, 무기력, 변비, 구내염, 설사, 탈모, 손발 저림, 이명 등이 있다. 이런 증상이 나타날 때는 대증요법(증상을 진정시키는 치료법)이나 생활지도 등을 실시하며, 심할 경우 약을 바꾸거나 일정한 범위 내에서 약을 줄이는 방법 등을 검토하기도 한다.

어느 쪽이든 염려되는 부작용에 대해서는 조기에 주치의와 상담하도록 한다.

자각증상 이외에도 시자와 씨가 이야기한 것처럼 항암제 사용으로 백혈구나 림프구 수가 줄어들 때도 역시 대응 방안을 검토해야 한다. 백혈구나 림프구의 수는 면역력을 반영하기 때문에 지나치게 떨어지면 본말이 전도되는 상황이라 할 수 있다.

백혈구와 림프구가 어느 선까지 떨어지면 항암제를 줄이거나 중단해야 하는지에 대해서는 다양한 조건과 의료 기관, 의사의 판단에 따라 다르다.

여기에서는 참고로 내(와타요)가 기준으로 삼고 있는 수치를 제시하고자 한다.

어디까지나 개인적인 기준이지만, 다음의 수치 이상이라면 항암제를 사용해도 면역력을 유지하면서 효과를 낼 수 있다고 판단해도 좋을 것이다.

- 백혈구: 3000~4000개 이상(혈액 1mm³당, 이하 동일)
- 림프구: 1000개 이상

반대로 이 수치 이하가 되면 항암제 효과보다 몸이 더 손상될 우려가 있다.

백혈구와 림프구의 수치는 혈액검사로 알 수 있다. 일반적인 혈액검사 결과에도 나오는 경우가 많으므로 환자 본인도 주의해서 체크해보도록 한다(자세한 내용은 162쪽 참조).

6개월 만에 간 전이암이 사라져 근치 수술 가능성을 검토하다

해가 바뀌고 2010년 1월, 다시 큰 기쁨이 찾아왔다. 암이 한층 작아진 것이다.

위 종양은 거의 중앙부만 남게 되었다. 2개였던 림프절 전이암 중 하나는 완전히 사라졌고, 나머지 하나도 처음의 1/3 크기인 1.2cm까지 줄었다.

가장 놀라운 점은 간 전이암이 사라진 것이다. CT뿐만 아니라 MRI(자기공명화상) 검사까지 했는데 간의 전이암이 보이지 않았다. 원격 전이한 간의 암이 사라졌으므로 4기에서 3기 이하로 다운스테이지되었다.

암 전문 병원에서는 원격 전이가 사라졌으니, 수술로 위와 림프절을 제거하면 암이 근치될 가능성이 있다고 알려주었다. 주치의는 "항암제가 아주 잘 듣고 있다. 드물게 이런 환자가 있다"고 말했다. 그러나 나는 이런 성과는 식사요법 덕분이라고 확신했다. 왜냐하면 6개월 전에는 다운스테이지가 실현되고 근치 수술이 가능하리라고는 의학적으로 상상할 수 없었고, 절망스러운 시한부 선고를 받았기 때문이다.

병원에서는 즉각 외과 수술 가능성을 검토했다. 하지만 나(시자와)의 림프절 전이소가 췌장과 대동맥에 근접한 몸 깊숙이 있어서 수술이 쉽지 않으며 그다지 권하지 않는다는 소견이 나왔다.

그래서 이 시점에서의 수술은 포기했다. 하지만 식사요법과 항암제 치료를 계속한다면 증세가 더 좋아질 수도 있고, 기회가 다시 오리라 생각했다.

불과 6개월 만에 큰 성과를 얻은 데다 근치 수술을 검토할 정도가 되었다는 사실은 마음에 큰 버팀목이 되었다. 와타요 박사도 식사요법을 계속한다면 한층 개선이 기대된다는 의견이었다.

식사요법의
장점과 함정

원격 전이가 사라졌으니 림프절 전이암만 없어진다면 위절제 수술로 근치가 가능하다. 림프절의 전이암이 1.2cm까지 작아졌으므로 앞으로 반년 정도면 사라져주지 않을까 하고 나(시자와)는 마음속으로 기대감을 가지기 시작했다. 나아가 원발소인 위암도 수술 없이 나을 수 있겠다는 데까지 생각이 미쳤다.

하지만 현실은 바라는 대로 이루어지지 않았다. 림프절 전이암이 사라지기까지는 그로부터 1년 반이라는 시간이 걸렸다. 그리고 그 사이에 증세 악화에 따른 실패와 시행착오가 되풀이되었다.

어째서 실패와 시행착오가 있었는지 후에 반추해보니 그 이유가 파악되었다. 나는 식사요법의 장점 뒤에 숨어 있던 '함정'에 빠진 것이다.

다음으론 나의 체험을 바탕으로 식사요법의 장점을 설명하고, 이어서 장점 뒤에 숨어 있는 맹점을 이야기하고자 한다.

식사요법은 암의 증세 개선 외에 다음과 같은 장점이 있다.

● 과체중이 줄고, 몸의 움직임이 가벼워진다.
● 피부가 맑아지고, 혈색이 좋아진다.
● 항암제의 부작용이 줄어든다.
● 몸 상태가 좋아지고, 활력과 에너지가 생긴다.

개인차는 있지만 식사요법을 실천한 사람들이 경험하는 효과다.

나 역시 대사 증후군 주의군이었던 체중이 10kg 이상 저절로 줄었고, 간 기능 등의 수치도 순식간에 정상이 되었다.

1년 정도 지난 뒤에는 만나는 사람마다 '피부가 좋아졌다', '환자 같지 않다'는 말을 했다.

항암제의 부작용도 식사요법, 특히 생주스를 많이 마시면서 누그러졌다. 생주스의 성분이 체내에서 생성되는 활성산소(지나치게 많아지면 여러 가지 해를 끼치는 상당히 불안정한 산소)를 중화하고 해독한 덕분일 것이다.

그리고 무엇보다 몸의 컨디션이 좋아지고 활력이 생겼다.

나는 암과 싸움이 장기전이 되리라는 것을 깨닫고 암 발견 후 반년 만에 퇴직했다. 처음에는 외출이라면 인근 산책이나 조깅을 한다든가 취미인 골프 등이 중심이었다.

그러는 사이 적극적으로 새로운 인맥을 만들게 되었고, 활동의 기회도 늘었다. 이즈음엔 식사요법으로 몸 상태가 좋아졌기 때문에 한층 더 했다.

하지만 언뜻 좋게 느껴진 것이 실은 '함정'이었다. 다시 말해 호전되는 느낌에 취해 과도하게 활동한 것이 병의 치유를 더디게 하면서 교착상태에 빠진 것이다.

그 결과 세 번에 걸친 쓰라린 시련이 닥쳤다.

첫 번째는 2010년 4월, 간신히 사라졌던 간 전이암이 재발한 것이다. 퇴직, 아이의 진학, 감기로 인한 고열, 가족 여행 등 몇 가지 일이 겹친 후에 실시한 간 CT 검사에서 암이 하나 발견되어 충격을 받았다. 이때 재발한 종양이 다시 사라지기까지 1년이 걸렸다.

두 번째는 2010년 8월, 갑자기 식중독을 일으켜 입원했는데 검사를 받아보니 위암도 커져 있었다. 특별히 문제 될 것이 없었음에도 식중독이 발생해 이유를 가늠하기 어려웠는데, 나중에 돌이켜 보니 한여름 폭염 속에서 무리하게 골프를 치는 바람에 피로가 누적되었던 것이다. 여기에 항암제 부작용이 겹치면서 백혈구 수가 지나치게 줄어 식중독을 일으킨 듯하다.

세 번째는 1년 반 동안이나 림프절의 전이암이 줄어들지도, 사라지지도 않은 것이다. 림프절의 전이암이 사라지지 않으면 수술을 진행할 수 없다. 식사요법을 착실히 실천하고 있음에도 병세가 교착상태에 빠져 어찌할 바를 몰랐다.

와타요 박사와 상담했더니 "활동량이 과도합니다. 일주일 중 절반은 집에서 쉬세요. 그리고 하루 한나절은 누워서 휴식을 취하세요"라는 구체적인 휴양 지시가 내려졌다.

'고작 이런 것이 효과가 있을까?' 하고 처음에는 반신반의했지만, 달리 뾰족한 방법이 없는 터라 일단 따르기로 했다. 그런데 3개월 후인 2011년 10월 드디어 끈질기게 버티고 있던 림프절의 전이암이 사라졌다. 투병을 시작한 지 2년이 지난 시점이다.

나중에 생각해보니 식사요법 덕분에 호전된 체력은 암을 치유하는 데 사용되어야 할 귀중한 에너지였음에도 나는 그것을 엉뚱한 일에 소비한 것이다. 병의 경과에 악영향이 나타난 것도 당연하다고 반성했다.

이런 함정에 쉽게 빠지는 이유는 다음 3가지라 생각한다.

● 병세가 안정되면 그 상태가 계속될 거라 과신하게 된다.
● 기력이 회복되면 그동안 '잃어버린 시간'을 만회하고 싶어진다. 사회활동에 참여하고, 친구들과 교제하며, 가족을 위해 뭔가 하고 싶어져서 자기도 모르게 활동이 과다해진다.
● 무리하고 있다는 것을 본인은 전혀 느끼지 못한다(건강했을 때는 가볍게 하던 일이기 때문에).

식사요법 실시 후 반년에서 1년 사이는 몸이 개선되는 시기라 자기도 모르게 무리하기 쉽다.

특히 항암제 치료를 병행하는 경우, 피로가 쌓이면 항암제 부작용을 견디지 못하고 단숨에 악화되는 일도 있다.

투병 중 적당한 운동은 필요하지만 활동이 과도하지 않도록 주의할 필요가 있다. 특히 건강할 때 활동적이었던 사람은 절반 정도로 자제하는 것이 안전하다.

비결 8 생활 습관 재검토하기

시자와 씨의 투병 경과에 언급했듯 '휴식·수면'도 암을 극복하는 데 상당히 중요한 요소다. 우리 몸은 여유롭게 쉴 때나 수면 중에 면역력이 생성되기 때문이다.

면역력 연구로 유명한 니가타대학 명예교수인 아보 도루 박사의 이론에 의하면 체내에서 의지와 관계없이 내장이나 혈관의 움직임을 지배하는 자율신경 중 부교감신경이 우위에 있을 때 림프구가 증가한다. 림프구는 백혈구의 일종으로 특히 면역에 깊이 관여하며, 부교감신경은 편안히 쉬고 있을 때와 야간 수면 중에 우위가 된다.

반대로 하루 중 활동할 때와 스트레스를 받았을 때 활발해지는 것이 교감신경이며 이때 백혈구 속의 과립구가 증가한다. 과립구도 백혈구의 일종이지만, 염증을 일으키는 작용을 하고 지나치게 많으면 여러 이상 증상을 일으킨다. 과도한 활동이나 스트레스가 쌓이면 피부나 장기에 염증이 생기고 변비가 나타나는 이유는 이 때문이다.

이를 방지하고 면역력을 높이려면 휴식 시간과 수면 시간을 충분히 가져야 한다. 특히 암 투병 중인 환자는 이를 반드시 명심하자.

시자와 씨의 경우처럼 많은 사람이 '쉬기만 한다고 암이 개선될 리가 없어'라고 생

성공 비결 차트 8-1

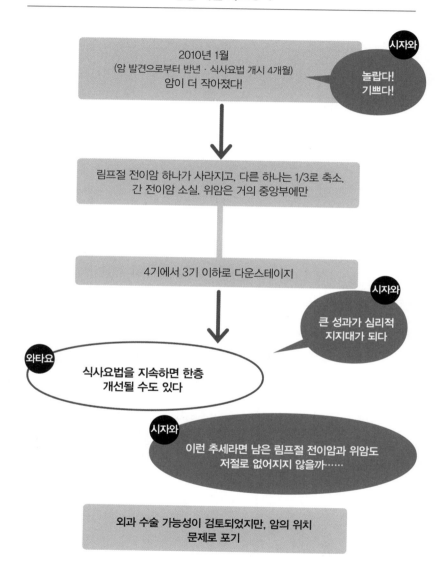

2010년 1월
(암 발견으로부터 반년 · 식사요법 개시 4개월)
암이 더 작아졌다!

시자와
놀랍다!
기쁘다!

림프절 전이암 하나가 사라지고, 다른 하나는 1/3로 축소.
간 전이암 소실. 위암은 거의 중앙부에만

4기에서 3기 이하로 다운스테이지

시자와
큰 성과가 심리적
지지대가 되다

와타요
식사요법을 지속하면 한층
개선될 수도 있다

시자와
이런 추세라면 남은 림프절 전이암과 위암도
저절로 없어지지 않을까……

외과 수술 가능성이 검토되었지만, 암의 위치
문제로 포기

각하기 쉽다. 하지만 신체 기능은 우리가 생각하는 것보다 더 예민하다. 일상적인 컨디션 난조나 가벼운 질병이라면 9시간 정도의 수면으로도 60~70% 정도 개선된다.

물론 워낙 세상이 바쁘게 돌아가다 보니 투병 중에도 휴식이나 수면을 충분히 취할 수 없는 경우가 많다. 또한 몸 상태가 좋아지면 다시 활동하고 싶어지는 심정도 이해할 수 있다.

하지만 식사요법에 열심히 매진하고 있다면 면역력을 증진해 힘을 발휘할 수 있도록 가능하면 충분한 휴식과 수면을 취해야 한다. 휴식과 수면 외에도 다음과 같은 생활 습관을 되돌아본다면 증세를 개선하는 계기가 될 수 있다. 반드시 기억해두기를 바란다.

- 운동: 적당한 운동으로 혈액의 흐름을 원활하게 만들면 혈액 속의 면역 세포가 전신에 잘 순환한다. 보통 하루 30분 정도 걷기나 수영 등이 좋다. 지나치게 힘든 운동은 역효과가 날 수 있으니 무리하지 않도록 주의한다.

- 입욕: 입욕으로 몸을 따뜻하게 해주면 혈액이나 림프액의 흐름이 좋아지고, 면역력도 향상된다. 목에는 면역의 전선 기지라 할 수 있는 편도가 있어 목까지 욕조에 담가 따뜻하게 하면 효과적이다. 단, 고혈압이나 심장병이 있는 사람은 장시간에 걸친 입욕은 삼간다.

- 배설: 대장암의 70%는 대변이 고이는 곳에서 발생한다. 또한 변비로 인해 장속에 나쁜 균이 증가하면 간의 해독 작용에도 악영향을 끼치며 대장 이외의 암 위험도 높아진다. 배설을 규칙적으로 하도록 유념하자. 식사요법을 준수하고 있다면 식이섬유를 충분히 섭취하므로 배설에 문제가 없겠지만, 일상이 바쁠 경우

배변 타이밍을 놓치게 된다. 정해진 시간에 차분하게 배변할 수 있는 환경을 만들도록 한다.

- 취미 · 보람: 취미에 몰두하거나 삶의 보람을 느끼는 것은 면역력 향상에 도움이 된다. 스바루 클리닉 원장인 이타미 진로 박사는 이 점에 주목하여 '생애 만족요법'을 개발했다. 그 외에 '웃음'도 면역력을 높인다. 투병 중에는 침울해지기 쉽지만 가급적 밝고 긍정적인 마음을 갖도록 하자.

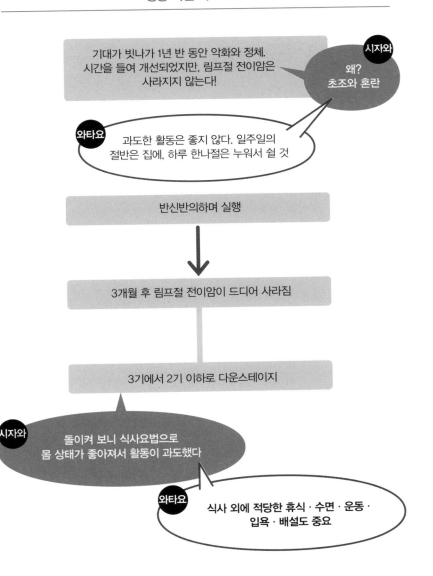

기대가 빗나가 1년 반 동안 악화와 정체. 시간을 들여 개선되었지만, 림프절 전이암은 사라지지 않는다!

시자와
왜?
초조와 혼란

와타요
과도한 활동은 좋지 않다. 일주일의 절반은 집에, 하루 한나절은 누워서 쉴 것

반신반의하며 실행

3개월 후 림프절 전이암이 드디어 사라짐

3기에서 2기 이하로 다운스테이지

시자와
돌이켜 보니 식사요법으로 몸 상태가 좋아져서 활동이 과도했다

와타요
식사 외에 적당한 휴식 · 수면 · 운동 · 입욕 · 배설도 중요

림프절의 전이암 소멸
-근치 수술 성공을 향해

이렇게 해서 투병 시작 2년 만에 림프절의 전이암이 사라졌다. 이제 원발소인 위에만 남았으며, 내시경검사 결과 3cm까지 작아져 있었다. 두 번째 다운스테이지를 달성하면서 드디어 2기 이하에 해당하는 상황이 되었다.

이제 위절제 수술이 가능해졌다. 하지만 나(시자와)는 수술을 선택하지 않았다. 2년이 걸리기는 했지만 전이암을 모두 없애는 데 성공했으므로 원발소의 위암도 사라지지 않을까 기대를 걸었던 것이다.

'앞으로 반년 동안 철저하게 식사요법과 휴식에 매진한다면 마지막 남은 위암도 없앨 수 있지 않을까?' 이렇게 생각하고 2012년 봄까지 6개월 동안 수술을 연기하고 싶다고 말했다.

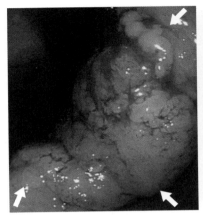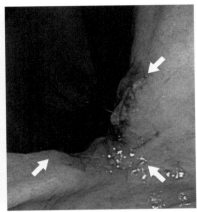

2009년 8월 26일 위내시경 사진에서 4cm의 암 덩어리가 보였으나(왼쪽) 2011년 11월 8일에는 1/4 크기로 작아졌다(오른쪽).

주치의는 "그 반년 사이에 힘들게 없앤 림프절 전이암이 재발한다면 수술은 불가능합니다"라는 말로 다짐을 받아두었다. 그렇기 때문에 후회가 남지 않도록 더욱 철저하게 식사요법에 임했다. 채소 · 과일 주스는 1일 8회 총 2L이상을 마시고, 좋아하던 골프도 그만두었으며, 겨울 동안은 '겨울잠'이라 생각하고 휴식에 집중했다.

봄이 되자 위암이 조금 작아졌다. 여름까지 좀 더 열심히 노력해보았지만 완전히 없애지는 못했다.

투병 3년이 지나자 이쯤에서 결판을 내고 싶은 마음이 커져서, 2012년 9월 수술로 위 전체를 적출했다. 암 크기는 3cm였지만, 본래 4기 암이었기 때문에 눈에 보이지 않는 병소가 있을지도 몰라 전부 적출하게 되었다.

수술은 매우 순조로웠다. 나처럼 항암제를 3년이나 투여한 환자는 부작용으로 장기가 유착되거나 문합(소화관 연결 부위) 등에 문제가 생길 수 있어서 일반적인 수술은 불가능한 경우가 많다고 한다.

하지만 나의 경우는 매우 깨끗했던 모양이어서 집도의가 "가능한 한도에서 최상의 수술이었습니다"라고 말했을 정도다. 이 또한 식사요법을 열심히 실천해온 덕분이라 생각했기에 새삼 식사요법을 만나게 된 것에 감사했다.

와타요 박사는 책에서 "수술의 성공은 암 치료의 끝이 아니라 시작"이라 했다. 수술 후에도 재발 방지를 위해 식사요법을 지속하라는 의미다. 물론 나 역시 식사요법을 수술 후에도 계속할 생각이었다. 1년이 지나고 나서 재발이 없을 경우 서서히 완화해가리라고 생각했다.

비결 9 시한부 선고를 받아도 절대 포기하지 않는다

시자와 씨의 경우 암이 처음 발견되었을 당시에는 수술이 불가능했지만 다운스테이지로 수술이 가능한 상태가 되었고, 무사히 근치 절제까지 성공했다. 돌이켜 보면 이런 결과가 나올 수 있었던 가장 큰 열쇠는 시한부 선고를 받고도 포기하지 않았다는 점이다.

시한부 선고는 환자를 슬픔에 빠뜨리기 위한 것이 아니라 남은 소중한 시간을 의미 있게 보내길 바라는 의미에서 행하는 것이다. 전달하는 의사도 고통스럽지만 본분으로 받아들이고 있다.

예전에는 나(와타요)도 하던 일이기 때문에 의사의 마음을 잘 알고 있다. 선고된 기

4기 암 등 진행 암에서의 대처

1. 다운스테이지를 가능하게 만드는 조합

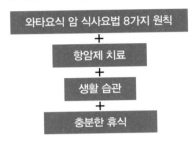

2. 다운스테이지 달성 후 가능한 치료와 재발 방지

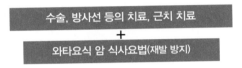

대여명은 과거의 데이터를 바탕으로 산출한 것이기 때문에 결코 적당히 나온 숫자가 아니다.

하지만 그럼에도 통계 데이터를 바탕으로 한, 어디까지나 그 의사의 의견이라는 점도 분명하다.

나의 경우 암 식사요법을 연구하고 지도하기 시작한 후로는 시한부 선고는 하지 않고 있다. 그 이유는 표준 치료에 식사요법을 병행함으로써 여명이 크게 달라지는 사례를 수없이 보았기 때문이다.

표준 치료 범위 내에서 데이터를 산출한 여명 산정은 식사요법을 병행하는 상황에

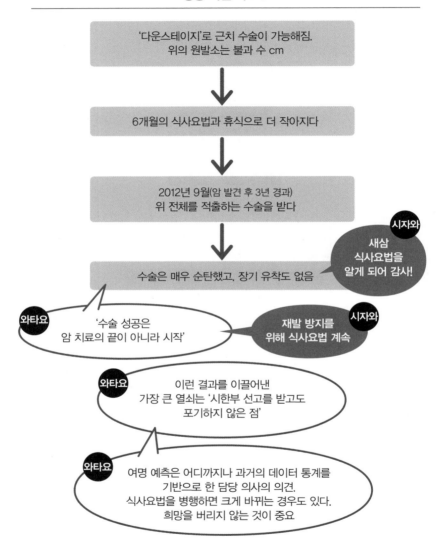

서 이후 어떻게 전개될지 전혀 알 수 없으며, 상당한 개선이 가능하다는 사실을 직접 통감한 것이다.

그러니 환자나 가족은 시한부 선고를 받았다고 해도 결코 포기하지 않는 자세를 가지길 바란다. 물론 아무리 식사요법을 병행한다고 해도 시한부 선고를 받았다는 것은 매우 엄중한 상황이므로 나름의 각오가 필요하다.

이 점을 가볍게 보아서는 안 되겠지만, 절망하여 살아갈 기력을 잃거나 자포자기 하지 말고 희망에 집중하기를 바란다.

시자와 씨를 비롯하여 5장에 소개한 사례처럼 시한부 선고를 받고도 암을 호전시켜 천명을 다한 사람들도 적지 않기 때문이다.

림프절의 재발 암도
식사요법으로 억제하다

2013년 2월, 수술 후 6개월이 채 안 되어 림프절에서 암이 재발한 것이 발견됐다.

종양마커 CEA 수치가 높아서 CT 검사를 했는데 크기가 14mm 정도 였다.

애초에 병원 측으로부터 수술로 몸이 손상되면서 숨어 있던 암세포가 커지고 재발로 이어질 위험성이 있다는 주의를 받았다.

그뿐만 아니라 수술로 절제한 위 주변의 림프절을 현미경으로 조사하 였더니 아주 작은 암세포 조직이 여러 곳에서 발견되어 재발할 소지가 있었다.

이후 식사요법을 계속하면서 약한 항암제로 치료를 실시했지만 기대만큼 효과를 보지 못하고 2014년 6월부터 방사선치료를 받게 되었다. 이때부터 병소가 작아지기 시작해, 이후에는 항암제 치료를 중단하고 식사요법만 계속한 결과 2015년 8월에 CEA가 기준치(5.0ng/ml)로 떨어지고, 병소도 8mm로 작아졌다. 암 전문 병원의 담당 의사는 "치료도 하지 않았는데 좋아졌군요"라며 의아함을 감추지 않았다.

2015년 12월에 실시한 CT 검사에서는 림프절의 재발 암이 알아보기 힘들 정도로 작아져서 병원에서 '크기를 측정할 수 없는 정도'라는 진단을 받았다.

2016년 3월에 측정한 종양마커는 2.6ng/ml로 기준치의 약 절반이 되었다. 내 나름으로는 기준치의 절반을 목표로 했으므로 거의 달성한 셈이었다.

식사요법으로 림프절의 재발 암도 어느 정도 억제된 것 같아 안심이 되었다.

어쩌면 앞으로도 다시 우여곡절이 있을지 모르지만 식사요법을 계속한다면 암이라는 병을 통제하면서 꿋꿋하게 살아갈 수 있을 듯하다.

나(시자와)의 투병은 순탄하지 않았고 난관의 연속이었지만 이 역시 암 투병의 실상이 아닐까 생각한다. 흑이냐 백이냐를 가르듯 명료한 치료도 있겠지만, 나처럼 병의 재발과 교착상태, 또 재발하는 지난한 과정을 겪으면서 투병하는 사람도 많을 것이다.

나의 투병기가 그런 사람들에게 '희망'을 전하는 데 조금이나마 도움이 되길 바란다.

비결 10 미세하게 잔존한 암이나 재발에도 식사요법이 효과적

암 투병은 단번에 깔끔하게 결론이 나는 것이 아니라, 진행 암일수록 끊임없이 암의 기세에 면역력과 치료의 힘이 대항하여 싸우는 상황으로 전개된다. 무서운 암의 기세에 눌렸다고 해서 절망할 필요는 없지만, 그렇다고 암을 도려내거나 진정시켰다고 해서 방심도 금물이다.

투병이 장기화되면 지치고 힘들 것이라 생각할 수 있지만, 뒤집어 말하면 수술 뒤에 남겨진 암이 있다거나 림프절에 미세하게 재발이 발생한다 해도 방심하지 않고 차분하게 조기에 대처한다면 충분히 싸울 수 있다는 얘기다.

수술만으로 결말을 보려고 한다면 도려내고 남은 부위나 재발이 크게 문제된다. 항암 치료를 추가한다 해도 수술로 타격받은 몸에 강한 항암제를 사용하기가 쉽지 않다.

이런 이유로 후요법(수술 후에 실시하는 치료법)으로서 식사요법이 여전히 중요하며 효과가 있다. 식사요법의 진가를 알게 되면 잔류 암이나 재발은 그다지 절망적인 일이 아니다. 그뿐만 아니라 후요법으로 식사요법이라는 선택지가 있으므로 수술할 때도 '생활의 질이 떨어질 정도로 무리하게 잘라내지 않는다'는 방침을 가질 수도 있다.

시자와 씨의 경우 기적적인 다운스테이지를 달성하기는 했지만 수술 후 검사에서 림프절의 재발을 어느 정도 예상할 수 있었다. 하지만 일찌감치 적절한 방사선요법을 시행하는 동시에 식사요법을 병행함으로써 림프절의 재발도 거의 진정시킬 수 있었다.

미세한 암 조직의 잔존이나 재발 등 중요한 상황에서 식사요법의 가치를 확신하고

2013년 2월(수술 후 약 반년 경과), 종양마커 CEA의 수치가 높게 나옴

↓

CT 검사에서 림프절의 재발(14mm)이 발견되다

시자와
애초에 수술로 몸이 손상되는 문제와
'위절제부 주위에서 미세한 암세포 발견=재발 가능성'에
대한 경고를 받은 상태

↓

식사요법+약한 항암제 → 기대한 효과 없음

↓

방사선치료 → 병소가 작아지기 시작

↓

이후 식사요법만 계속

↓

CEA는 기준치로, 병소는 8mm로 개선
(암 전문 병원에서는 후속 치료가 없었는데도 좋아졌다며 놀라워하다)

↓

2016년 3월 CT 검사에서 재발은 보이지 않고, CEA는 기준치의 약 절반으로 떨어짐

시자와
식사요법만 계속하면
앞으로도 문제없다는
자신감이 생겼다

시자와
우여곡절이 많은 투병이었지만
이것이 바로 암의 '실상'. 어떤 상황이든 희망이
있음을 모든 환우에게 전하고 싶다

와타요
수술 후의 미세한 잔류 암이나 재발은 표준 치료의 범위 내에서는
생명과 직결된 중대사다. 하지만 식사요법의 진가를 안다면 두렵지 않다.
이런 경우의 대처에도 식사요법을 활용하기 바란다

성실히 실천한다면 어려운 싸움도 헤쳐나갈 수 있다. 희망을 가지고 적기에 대처할 수 있기를 바란다.

4장

암 식사요법 실천을 위한 요령과 노하우

심리적 안정을 위해 만든
'나만의 치료 이념 · 방침'

이번 장에서는 내(시자와)가 암 투병을 하면서 터득한 식사요법 요령과 마음을 현명하게 다스리는 방법에 대해 이야기하고자 한다. 어디까지나 개인적인 체험이므로 모든 사람, 모든 증상에 다 좋다고 말할 수는 없지만, 내가 체험해보고 좋았던 것을 중심으로 소개하겠다.

도움이 될 만한 부분을 적용해본다거나, 자신에게 맞게 응용하여 참고하길 바란다.

처음 암 투병을 시작하면서 내가 가장 먼저 실행에 옮긴 '나만의 치료 이념 · 방침 만들기'에 대해서 말하고자 한다.

최근 의료 기관에서는 '환자가 주체가 되는 암 치료'를 중시하는 경향이 있다. 사람마다 체질이나 증세가 다르기 때문에 섬세하게 환자 맞춤

형 치료를 한다는 의미가 담겨 있을 것이다.

또한 세컨드 오피니언(진단·치료에 관해 다른 의사의 의견을 듣는 것)이 의료 제도화되면서 환자가 진료 정보를 열람하게 하거나 의료 데이터를 제공받는 것이 보편화되고 있다.

이 점은 매우 중요한 사항이다. 하지만 내가 강조하고 싶은 것은 환자 본인도 '환자가 주체가 되는 치료'에 대해 생각해보아야 한다는 점이다. 이는 결코 희망하는 치료법을 무리하게 요구하라는 의미가 아니다. 자신이 지향하는 치료 접근법이나 투병에 대한 그림을 치료 시작 단계부터 분명히 가지는 것이 좋다는 의미다.

나처럼 4기 진행 암에다 표준 치료로는 근치가 어렵고, 연명 치료밖에 할 수 없는 상황이라면 환자가 더욱 주체적으로 치료 이념과 방침을 세워두는 것이 좋다.

왜냐하면 의료 기관의 치료에만 의존하지 않고, 식사요법 등 대체요법(의료 기관에서 실시하는 표준 치료 이외의 요법)을 병행해 살길을 찾을 때에는 무엇을 어떻게 선택할 것인가 하는 환자 자신의 주체성이 중요해지기 때문이다.

거창하게 '치료 이념·방침'이라고 했지만 환자가 전문적인 내용을 검토하는 것은 무리이므로 병에 어떻게 대처해갈 것인가 하는, 말하자면 스스로에 대한 의지 표명이라고 보면 좋을 것이다.

우선 신뢰할 수 있는 치료법을 찾는 것이 중요하다. 그 치료법을 바탕으로 어떻게 치료를 전개해갈 것인가를 생각한다.

나의 예를 든다면 3장에서 이야기한 것처럼 진행 암에서도 60% 이상의 개선을 보이고 10% 이상이 관해(치유)되는 '와타요식 암 식사요법'을 신뢰하기로 결정했다.

그리고 다음과 같은 3가지 치료 이념과 5가지 치료 방침(치료 이념을 실현하기 위한 수단)을 정해 실천에 옮겼다.

3가지 치료 이념
❶ 지금 있는 암의 완치를 목표로 한다
❷ 재발하지 않는 체질 만들기
❸ 가급적 건강한 치료 과정

우선 시한부 13개월 선고를 의식하지 않으려고 했다. 와타요식 암 식사요법에서 완전 관해율, 즉 사실상의 완치 사례가 10% 이상이었기 때문에 나의 목표도 완치에 두기로 했다. 즉 첫 번째 치료 이념은 '지금 있는 암의 완치를 목표로 한다'이다.

단, 암은 완치되었다 하더라도 재발하기 쉬운 병이다. 치료뿐만 아니라 다시 재발하지 않는 것도 중요하기 때문에 두 번째 치료 이념은 '재발하지 않는 체질 만들기'라고 정했다.

'지금 있는 암의 완치'와 '재발하지 않는 체질 만들기', 이 2가지는 나의 마음속에 항상 각인된 중요한 치료 이념이 되었다.

세 번째 치료 이념으로 정한 '가급적 건강한 치료 과정'은 수술·방사선·항암제라는 3대 치료가 과도하지 않도록 하는 뜻으로 정해본 것이다. 이들 3대 요법은 치료 효과가 확실한 반면에 신체 손상도 피할 수 없는 치료법이기 때문이다.

물론 필요한 치료라면 당연히 받아야겠지만 그로 인해 신체 손상이 더 커서 본말이 전도되지 않도록 암 전문 병원의 주치의는 물론 와타요 박사와도 긴밀히 상담하면서 나름대로 관찰과 조정을 해나가겠다는 의지이다.

바꾸어 말하면 '와타요식 암 식사요법을 병행함으로써 자연 치유력 (인간의 몸이 본래 가지고 있는 질병을 이기는 힘)을 높임으로써 정상인처럼 보일 정도의 건강을 유지한다'는 나만의 목표를 표현한 것이기도 하다.

이 3가지는 투병을 시작하고 지금까지 나의 치료 이념으로 계속 유지되어왔다. 지금 돌이켜 보면 이 3가지 치료 이념의 달성률이 80~90% 정도는 되지 않을까.

이렇게 3가지 치료 이념을 정한 후에는 이를 실현하기 위한 수단으로 5가지 치료 방침을 정했다.

5가지 치료 방침(치료 이념을 실현하기 위한 수단)

❶ 와타요식 암 식사요법을 성실하게 실천한다

❷ 우선 항암 치료를 시작하고, 식사요법을 병행한다

와타요식 암 식사요법에서는 항암제의 부작용으로 인한 신체 손상을 줄이기 위해 약 투여량을 표준보다 70~80% 정도로 권장한다.

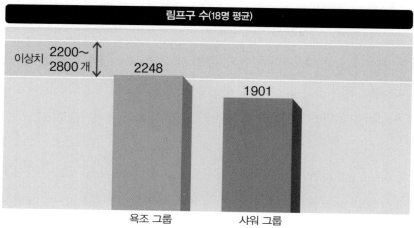

입욕과 림프구 수의 관계

림프구 수(18명 평균)

이상치 2200~2800 개

2248

1901

욕조 그룹   샤워 그룹

※닛포리화공(주) 온열요법연구실 2005년 6월 검사 자료

❸ 금주 · 금연

애당초 담배는 피우지 않았고, 거의 매일 마시던 술은 완전히 끊었다.

❹ 운동과 입욕 습관

적당히 몸을 움직여 혈액순환을 좋게 하는 것은 세포 대사를 촉진하고 암 개선에 효과가 있다. 운동을 하면 상쾌함을 느끼게 되는데 이로써 스트레스를 줄이는 효과도 있다. 나의 경우는 일상적으로 무리가 되지 않는 수준에서 스트레칭과 걷기를 하며 가끔 좋아하는 골프나 수영도 즐겼다.

또한 암에 관한 정보를 찾다가 암세포가 열에 약하다는 것을 알고서 입욕과 원적외선 사우나를 열심히 하면서 겨울철 방한에도 힘썼다.

❺ 스트레스를 줄이고 마음의 건강을 유지한다

시한부 선고를 받고 나면 죽음을 의식하게 된다. 그래서 마음이 울적해지거나 주위 사람들과 관계를 냉정하게 끊어버리기도 한다. 나는 명상이나 호흡법을 실천하면서 되도록 마음을 평온하게 유지하려고 노력했다.

이상의 5가지 치료 방침도 투병 중에 내내 상기해가면서 실행했다. 그러면서 때때로 흔들리는 마음을 진정시켰을 뿐만 아니라, 치료의 목표를 잃지 않기 위해 노력했다.

매일 갓 짜낸 주스는
암을 이기는 강력한 엔진

와타요식 암 식사요법은 2장에 자세히 설명한 것처럼 8가지 원칙을 정해두고 있다.

이 원칙은 모두 중요한 항목이며, 환자는 이 8가지 원칙을 매일 식생활에 적용함으로써 면역력(병원체나 암세포를 억제하는 힘)을 높이고 체력을 키운다.

나의 투병 경험을 암에 대항한 싸움에 비유하자면 이 8가지 원칙에는 '공격 요법', 즉 암을 없애기 위한 추진력(엔진) 역할을 수행하는 것과, '방어 요법', 암 세력을 저지하는 브레이크 역할을 하는 것이 있음을 실감했다.

암을 화재에 비유해보자. 집이 화재로 불타고 있을 때 소방차로 물이나 소화액을 뿌려 불을 끄는 것은 공격 요법(엔진)이다.

한편 방어 요법(브레이크)은 불길이 번질 수 있는 요소를 화재 현장에서 원천적으로 차단하는 것이다. 가스전을 잠근다거나 등유나 위험물, 불에 타기 쉬운 물건을 끄집어내는 것과 같은 일이 여기에 해당한다.

방어 요법이 피해 확대를 막는다는 점에서

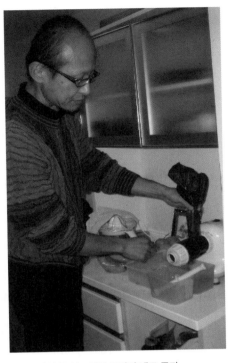

채소 · 과일 주스는 공격 요법의 대표 주자.

중요하지만 방어만으로는 화재를 진압할 수 없기 때문에 공격 요법을 집중적으로 시행하는 것이 중요하다.

개인적인 의견으로는 공격 요법의 대표 주자는 매일 갓 짜낸 주스가 아닐까 한다. 갓 짜낸 채소 · 과일 주스에 풍부하게 들어 있는 비타민 · 미네랄 등은 세포 대사를 개선하고, 폴리페놀계 등 피토케미컬이 가지고 있는 항산화력으로 활성산소(지나치게 증가하면 몸에 해를 끼치는 매우 불안정한 산소)와 유해 물질의 독을 제거해주므로 확실히 강력한 엔진이라고 할 수 있을 것이다.

주스 이외의 공격 요법으로는 면역력을 높이는 식재료, 예를 들면 유산균, 꿀, 해조류, 버섯류 등을 들 수 있다.

그러나 무엇보다 매일 1.5L 이상 마시는 갓 짜낸 주스는 8가지 원칙 중에서도 가장 강력한 엔진이라 해도 좋을 것이다.

한편 방어 요법의 대표는 '염분을 제한한다'와 '고기를 먹지 않는다', 2가지일 것이다.

모처럼 공격 요법으로 암을 없애는 상황에서 암세포에 힘을 실어줄 염분과 동물성 식품은 반드시 피해야 한다.

다만 자칫 식사요법이라고 해서 '염분을 피하고, 고기를 먹지 않는다'는 제한 사항에만 집중하다가 주스 섭취에 소홀하면 큰 손실이다.

나는 2009년 투병을 시작한 이래 하루도 빠짐없이 매일 주스를 마시고 있다. 또한 그사이 몇몇 환자를 알게 되었는데, 주스를 꾸준히 마신 사람과 그렇지 않은 사람이 추후 병세에 큰 차이가 있는 것도 지켜보았다.

갓 짜낸 주스를 매일 1.5L 이상 마시는 습관은 암을 없애는 데 중요한 전략이라고 생각한다.

물론 전략을 매일 습관화하려면 수고가 요구된다.

1.5L 이상 되는 주스를 아침, 점심, 저녁으로 하루에 3~5회에 나누어 마시는 것이 효과적인데, 이를 충실히 실행하려면 주스 만들기에 많은 시간을 할애해야 한다.

1회분의 주스를 마시기 위해서는 채소·과일을 씻어 작게 잘라 착즙기로 짜서 마신 후 설거지, 뒷정리 등 일련의 작업으로 15분 정도의 시간이 필요하다.

나도 초기에는 '마시는 건 순식간인데 품은 15분이나 들다니!'라는 생각에 자주 투덜거렸다. 이런 수고를 조금이라도 덜기 위해 다음 2가지 방법을 짜내보았다.

❶ 당일 주스에 사용할 채소·과일은 아침에 미리 준비해둔다
❷ 시간이 없을 때, 피곤할 때는 감귤류 과일을 활용한다

우선 방법 ①의 내용은 당일 사용할 채소·과일을 아침에 모두 씻고 잘라 밀폐 용기에 나누어 넣거나 조리용 랩에 싸서 냉장고에 넣어두는 것이다.

특히 소송채, 양배추 등과 같은 잎채소나 당근 등은 씻어서 잘라놓으면 나중에 꺼내 착즙기에 넣기만 하면 되므로 작업이 매우 간단하다.

방법 ②는 레몬, 오렌지, 자몽 같은 감귤류의 경우 비교적 간단하게 손질해 주스를 만들 수 있다는 데 주목하였다.

감귤류는 착즙기를 사용하지 않더라도 반으로 잘라서 단면을 간이 압착기에 대고 누르듯 비틀어 짜기만 하면 간단하게 주스가 완성된다. 소요 시간도 3분이면 충분하다.

단, 아무리 준비 과정이 간편하다고 해도 감귤류 주스만으로는 암 치

료에 필요한 영양소의 균형을 맞추기 힘들다. 그래서 비교적 여력이 있는 낮에는 사과, 당근, 잎채소 등으로 주스를 만들고, 피로가 쌓이는 저녁에는 감귤류 주스로 하는 등 그때마다 상황을 봐서 대처했다.

손쉽게 주스를 만들 수 있도록 수고는 줄이면서 꾸준히 마시는 습관을 갖는 것이 중요하다.

외출·여행·입원 시에는
감귤류와 녹즙을 휴대한다

감귤류 주스는 외출이나 여행 그리고 입원 시에 든든한 지원군이 되어 준다.

사과나 당근, 잎채소(소송채, 양배추, 셀러리 등) 주스는 기능을 갖춘 착즙기를 이용해야 하므로 집에서만 가능하다.

그러므로 외출이나 여행, 입원 시에는 레몬, 오렌지, 자몽 등의 감귤류와 과도, 간이 과즙기 그리고 플라스틱 컵이나 셰이커 등을 지참했다. 이 정도면 어디에서든 간단하게 주스를 만들 수 있다.

짐을 최소한으로 줄이고 싶을 때는 감귤류 중에서도 레몬만 가지고 갔다. 레몬은 신맛이 강하므로 물을 조금 첨가해 마시기 좋게 했다.

여기에 분말 녹즙과 유산균 서플먼트(영양 보조 식품) 등을 준비하여 감

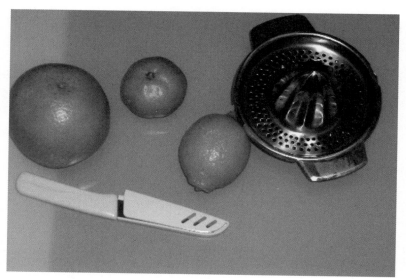
외출 시에는 감귤류와 과도, 간이 과즙기를 꼭 휴대한다.

귤류 주스에 섞으면 강력한 건강 주스가 간편하게 만들어진다.

골프가 취미라 골프장에 갈 때는 레몬 몇 개와 녹즙, 유산균 서플먼트를 반드시 지참했다. 점심때와 라운드가 종료되었을 때 2회에 걸쳐 주스를 마셨다.

레몬에는 구연산이 많이 함유되어 있어 피로 해소 효과가 크므로 골프 같은 운동에 안성맞춤이다. 처음에는 직접 레몬을 짜서 주스를 만드는 내 모습을 보고 놀라던 골프 친구들도 지금은 완전히 익숙해졌다.

이런 방식의 주스 만들기는 외출이나 여행할 때에도 요긴하다. 투병 중에도 가끔 가족끼리 당일 드라이브나 온천지로 1박 여행을 떠나는 일이 있다.

그럴 때는 레몬뿐만 아니라 오렌지나 자몽 등도 가지고 가서 주스를 만들었다. 이렇게 하여 목적지에 도착한 후나 석식, 조식 전후에 손쉽게 주스를 마실 수 있다.

항암제 치료차 단기로 입원할 때도 감귤류와 녹즙, 유산균 서플먼트 등을 들고 가서 갓 짜낸 주스를 마셨다.

내가 입원한 암 전문 병원의 병동에는 환자용 냉장고가 있어 감귤류를 보관하기에 좋았다.

참고로 감귤류는 미국 국립암연구소가 선정한 디자이너 푸드(자세한 내용은 38쪽 참조)에도 선정되었으며 높은 항암 효능으로도 정평이 나 있다.

'무염에 가까운 저염식'을
맛있게 먹으려면

와타요식 암 식사요법에서 환자가 고충을 느끼는 부분이 바로 '무염에 가까운 저염식'이 아닐까 생각한다. 일본 음식은 염분이 많다고 알려진 바대로 전통적인 음식 맛을 내는 간장, 된장, 절임 반찬 등에는 염분이 많다. 또한 조미료와 가공식품, 조리된 반찬에도 많은 염분이 함유되어 있다.

이런 맛에 오랫동안 길이 든 상태에서 어느 날 갑자기 무염에 가까운 식생활을 시작하면 '이것도 안 되고, 저것도 안 된다니 먹을 게 없어!' 하고 비관하기 쉽다.

무염에 가까운 식사란 가공하지 않은 본래의 식재료를 무염에 가깝게 조리하는 것이다.

이전 경험이 없다면 혼란스럽기도 하고, 맛을 내는 방법도 단조롭기 쉽다. 기본적으로 모든 것을 직접 만들어야 하기 때문에 손도 많이 간다.

나의 경우 처음 한두 달은 아무리 애써도 뻔하고 맛없는 식사가 되기 일쑤였다. 한번은 그 맛에 너무 질려서 식사요법이고 뭐고 다 때려치우려고 했다.

하지만 앞서 언급했듯 식사요법을 시작한 지 두 달 만에 암이 작아지는 효과를 보면서 다시 의욕이 불끈 솟았다. 이 일을 계기로 적은 염분으로 만들 수 있는 맛있는 레시피를 적극적으로 고민하게 되었다.

이 경험을 통해 얻은 결론은 '지금까지 먹었던 친숙한 요리에서 단순히 염분만 줄이는' 발상으로는 맛을 내기 힘들다는 것이다. 예를 들면 생선조림, 절임 반찬, 채소간장조림, 된장국 같은 식단에는 소금, 간장, 된장 등이 많이 들어간다. 이들 요리에서 염분이 빠진다면 누구나 상상할 수 있듯 당연히 맛이 없다.

식사요법을 시작하면 그동안 자주 먹던 음식을 포기해야 하는 일도 생긴다. 이것은 어쩔 수 없는 일이다.

하지만 암이 개선되고 증세가 안정되면 서서히 원상으로 회복될 수 있다. 그때까지는 발상을 전환해 새로운 레시피에 도전해볼 좋은 기회라고 생각해야 한다.

예를 들면 염분이 많기 때문에 생선조림을 포기하는 대신, 새로운 생선 레시피에 도전해보는 것이다. 주요 포인트는 다음과 같다.

❶ 양념을 재점검하고, 식사요법에 맞는 양념을 갖추어놓는다

❷ 재료 본연의 맛을 살린다(향 채소, 버섯류, 다시마, 조개류 등)

❸ 국물 육수는 재료를 듬뿍 넣어 진하게 우려낸다

이 책에 와타요식 암 식사요법의 샘플 메뉴가 실려 있으므로 시작 단계에서 참고해도 좋을 것이다.

식사요법에 익숙해지면 자신만의 다양한 레시피를 만들 수 있다. 식사요법의 규제에 얽매인 불편한 식사가 아니라 적극적으로 요리를 즐길 수 있길 바란다.

양념을 갖추고
재료 본연의 맛을 살린다

식사요법은 사용하는 양념에 여러 제한이 있다.

시판하는 장류를 이용하는 경우에는 저염 간장이나 저염 된장을 비롯해 염분이 적은 것을 선택해야 한다. 국물용 조미료 등은 짠맛이 없어도 대개 염분(나트륨)이 많으므로 주의한다.

드레싱이나 마요네즈 등 가공된 소스류에는 단순히 염분만이 아니라 원료 중에 유지방과 첨가물에 대한 우려도 있으니 가급적 사용하지 않도록 한다.

이런 금지된 사항을 대체해 별도로 맛 내기 방법을 생각해보는 것이 중요하다.

참고로 나의 방식을 소개한다.

❶ 허브를 이용한다

허브는 후추, 로즈메리, 바질, 강황, 펜넬, 타임, 오레가노, 가람 마살라, 카레 가루 등을 구비해두면 다양한 요리에 사용할 수 있다. 대부분 대형 슈퍼마켓의 허브 코너에서 구입할 수 있다. 고추냉이, 산초 등도 맛 내는 데 사용하기 좋다.

❷ 식초, 발사믹 식초, 화이트 와인, 청주 활용

볶음 요리, 찜 요리 등에 사용할 수 있다. 화이트 와인이나 청주는 반드시 열을 가하여 알코올 성분을 완전히 제거한다. 발사믹 식초는 포도를 원료로 한 식초로, 풍미가 좋아 샐러드에 어울린다.

❸ 향미 채소, 신맛, 천연 국물 재료의 활용

마늘, 생강, 파, 양파, 레몬, 버섯류, 국물용 다시마, 건새우 등으로 깊은 맛을 우려낸다.

이 재료를 이용한 몇 가지 레시피를 소개한다.

● 채소 샐러드

생채소는 샐러드로 많이 섭취하기를 권한다.

드레싱은 직접 만든다. 간단하게 레몬즙과 꿀, 올리브유를 섞기만 해도 상큼한 드레싱이 된다. 변화를 주고 싶을 때는 양파나 마늘 간 것, 당근 혹은 사과 간 것, 토마토를 잘게 썰어서 넣기도 한다. 레몬즙뿐만 아니라 자몽이나 귤, 발사믹 식초를 이용해도 좋다.

● 조림

일반적으로 조림 요리는 간장과 설탕, 소금 등을 사용하기 때문에 식사요법에 그다지 적합하지 않다. 하지만 다양한 채소를 많이 먹을 수 있는 방법이기도 하므로 레시피를 연구해볼 만하다.

기본 국물은 다시마와 마른 표고버섯(기호에 따라 건새우를 더해도 좋다), 가쓰오부시 등으로 우려낸다. 이 국물에 양파와 잘게 썰어 말린 무 등 단맛이 나는 속 재료를 넣고 푹 조리면 맛이 진해진다. 여기에 감자나 그린 빈스 등 좋아하는 채소를 첨가해도 좋다.

또 우엉, 당근, 연근 등 뿌리채소를 조려도 깊은 맛이 난다.

조리 방법은 냄비에 올리브유를 두르고 우엉을 넣은 다음 뚜껑을 덮고 약한 불에 익힌다. 향이 올라오면 당근과 연근을 넣고 다시 찜을 하며, 기호에 따라 무, 곤약, 토란 등을 추가한다.

채소의 단맛이 충분히 우러나면 다시마와 말린 표고버섯으로 맛을 낸 국물을 자작할 정도로 넣고 다시 조린다. 마지막에 저염 간장을 살짝 넣어주는 것만으로도 아주 맛있는 조림이 완성된다.

● 볶음

볶음 요리는 남은 채소를 볶기만 하면 되기 때문에 짧은 시간에 만들고 싶을 때 간편하다. 새우, 오징어 같은 해물류 혹은 버섯류나 해조류를 섞으면 다양한 변화를 줄 수 있다.

마늘, 생강, 잘게 썬 파를 올리브유로 향이 날 때까지 천천히 볶은 다음 좋아하는 식재료를 첨가해 좀 더 볶는다. 양념은 검은 후추를 베이스로 발사믹 식초나 청주, 화이트 와인 등으로 맛을 낸다. 알코올 성분이 완전히 날아가도록 하며, 가끔 카레 가루로 맛을 내는 것도 풍미에 변화를 줄 수 있어 좋다.

● 채소찜

채소를 찌면 재료 자체에서 단맛이 우러나오기 때문에 맛있게 먹을 수 있다.

풋콩, 옥수수, 브로콜리, 양배추, 당근, 감자, 호박, 우엉 등의 채소는 푹 삶으면 따로 소스가 없어도 그대로 맛있게 먹을 수 있다.

맛에 변화를 주고 싶을 때는 식초와 참기름에 고춧가루를 소량 섞은 것이나, 파와 다진 생강을 참기름에 가볍게 볶아 소스로 사용해도 좋다.

● 생선 요리

생선 요리에는 허브가 요긴하다. 연어는 검은 후추, 강황, 로즈메리로 간을 한 후 프라이팬에 올리브유를 둘러 살짝 익힌다. 간단하지만 아주 맛있다. 대구나 농어 같은 흰 살 생선은 위의 양념 중에서 강황을 펜넬로 바꾸면 잘 어울린다.

전갱이, 고등어, 정어리 같은 등 푸른 생선은 다진 마늘과 타임, 오레가노 등을 발라 기름에 굽거나, 그릴이나 오븐에 익히면 이탤리언풍의 향기로운 요리로 완성된다.

반찬 레퍼토리를
만들어둔다

반복되는 말이지만 무염에 가까운 식사는 '가공하지 않은 싱싱한 식재료'를 '무염에 가까운 양념'으로 조리해야 하기 때문에 직접 만드는 것이 기본이다.

하지만 매일 세끼 식사 때마다 만들기가 번거롭다. 식사요법을 장기간 지속하기 위해서는 '수고를 덜기 위한 연구' 또한 매우 중요하다.

이때 도움이 되는 것이 반찬 레퍼토리를 몇 가지 만들어두는 것이다. 아침이든 저녁이든 시간적 여유가 있을 때 밑반찬을 만들어 냉장고에 보관해두도록 한다.

밑반찬이 2가지 준비되어 있으면 메인 반찬으로 생선 요리와 채소 샐러드만 재빨리 만들 수 있다. 이로써 주식인 밥에 차려 훌륭하게 한 끼가 해결된다.

이 모든 것을 처음부터 만드는 수고에 비한다면 한결 수월하다.

밑반찬으로는 앞에서 말한 조림이나 채소찜, 볶음 요리 등이 적당하다.

예를 들면 뿌리채소조림, 양배추·브로콜리·호박 등 삶은 채소, 버섯볶음 등이다. 만들어놓은 밑반찬은 2~3일, 좀 더 보존할 수 있는 것은 수일 내에 먹도록 한다.

냉장고에 비축해둔 반찬이 있으면 마음의 여유도 생긴다. 시간 날 때마다 즐기는 마음으로 다양하게 밑반찬을 만들어보길 권한다.

외출이나 여행,
입원 시 식사 요령

외출이나 여행, 입원할 때 주스에 관한 대책은 앞서 이야기했지만, 그 외의 식사는 어떻게 할까.

'식사요법은 어렵다'는 생각으로 지레 포기할 필요는 없다. 특히 식사요법을 시작하고 반년에서 1년 사이는 암이 여전히 기세등등한 시기이기 때문에 최선을 다해 지속하는 것이 중요하다.

암이 상당히 개선되어 병세가 안정되면 서서히 제한을 완화할 수 있는 날이 오기 때문에 그때까지는 참고 견디도록 하자.

잠시 외출하는 경우라면 식사요법으로 만든 도시락을 가지고 가는 것이 가장 안전하다. 어쩔 수 없이 외식을 해야 할 경우라면 가정식이나 메밀국수처럼 간이 강하지 않은 것이 무난하다.

1박 이상의 가족 여행이나 입원 시에는 기본적으로 숙박지에서 내주는 요리나 병원식을 먹게 된다.

나는 이런 경우 미리 2가지를 부탁해두었다.

❶ 고기 요리는 피하고, 생선 요리(등 푸른 생선이나 흰 살 생선찜)를 원한다
❷ 동물성 식재료, 유제품은 뺀다(요구르트는 예외)

호텔이나 일본식 전통 료칸에서는 대개 원하는 요리를 별도로 부탁할 수 있었다

병원에 입원할 때는 사전 면담을 통해 '고기 금지', '유제품 금지(요구르트는 가능)' 정도의 요청에 응해주었다. 이 정도가 현실적으로 가능한 방법일 것이다.

저염식이나 무염식은 아마도 기대하기 어려울 것이다. 호텔, 료칸, 병원의 음식은 간이 획일적이기 때문에 개별 주문은 거의 불가능하다.

염분을 지나치게 많이 섭취한 듯하면 채소를 많이 먹거나, 앞에서 이야기한 감귤류 주스와 녹즙을 많이 마시도록 하자. 채소나 과일에 다량 함유되어 있는 칼륨은 염분을 체외로 배출하는 효과가 있기 때문이다.

식사요법 원칙을 최대한 지키는 것도 물론 중요하지만 불가능한 부분에 너무 집착하면 스트레스가 된다. 자기 나름대로 현실적인 기준을 세워놓고 불가능하다고 판단되는 부분은 다른 방법으로 보완해가는 발상도 필요하다.

가끔은
숨을 돌리자

엄격한 식사요법에 적응하기까지는 다소 시간과 노력이 필요하다. 하지만 일단 익숙해지면 주위에서 걱정할 만큼 힘이 들지도 않고 담담하게 해내게 된다.

나도 가끔 주변 사람들로부터 '식사요법을 꾸준히 하려면 정말 힘들겠어요'라는 말을 듣곤 하는데 실제로 정말 힘들다고 느낀 기간은 처음 두 달 정도뿐이었다. 식사 준비에 요령이 생기면 힘들다는 생각은 점차 덜하게 된다. 물론 때론 식사요법 식단에 싫증이 나거나, 요리하는 작업이 짜증 날 때가 있다.

식사요법의 제한이 많은 속에서 자기 나름의 맛을 내는 노하우가 생기기까지는 시간이 걸린다. 특히 시작 단계에서는 맛이 단조로워지기 쉽다. 그러니 싫증이 나는 것도 전혀 이상하지 않다.

또한 몸이 피곤한 상황에서는 매일 반복해야 하는 요리가 짜증스럽게 느껴지기도 한다. 그럴 때 무리하게 식사요법을 밀어붙이다 오히려 의욕이 꺾이고 좌절해버린다면 허사가 되고 만다.

그러므로 이따금 빡빡한 식사요법의 원칙에서 벗어나는 '휴식'도 필요하다.

예를 들어 가벼운 외식으로 좋아하는 음식을 사 먹고 기분 전환이 되면 다시 식사요법에 매진해보려는 의욕이 솟게 된다.

물론 이것이 계기가 되어 역으로 식사요법이 지지부진해져서는 안 되기 때문에 '마음의 안정을 위한 예외'라는 점을 분명히 자각해두는 것이 중요하다.

횟수는 한 달에 한 번 정도면 좋지 않을까 생각한다.

기본적으로 식사요법에서 벗어난 음식을 먹는 것이기 때문에 무엇을 먹으면 좋을지에 대한 명확한 판단 기준이 있지는 않다. 다만 식사요법에 성실히 임하는 사람이라면 '오늘만큼은 맛있는 것을 먹어야지!'라고 생각하더라도 과도한 선택을 하지 않을 것이고, '이 정도면 허용되지 않을까?' 하는 감이 있을 것이다.

성실하게 노력하는 만큼 이제까지의 성과에 대한 중요성을 충분히 인식하고 있으므로 과거의 노력을 헛되게 하지는 않을 것이다.

나의 경우는 항암 주사를 맞고 난 후 고생한 나에게 보상하는 마음으로 시판하는 피자나 닭튀김을 먹은 적이 있다. 그렇게 하고 나면 마음도 편안해지고, 다음 날부터는 활기찬 마음으로 다시 식사요법으로 돌아갈 수 있었다.

백혈구 · 림프구 수, 종앙마커 수치를 점검한다

나의 투병 경과는 6개월 후의 다운스테이지를 달성할 때까지 순조로웠다.

하지만 3장에서도 이야기한 것처럼 두 번의 다운스테이지가 있었던 1년 반 동안, 세 번에 걸쳐 나락에 빠지기도 했다.

첫 번째는 힘들게 없앤 간 전이암이 재발했을 때, 두 번째는 식중독을 일으킨 후 위암이 커진 것을 발견했을 때, 그리고 세 번째는 림프절의 전이암이 1년 6개월째 전혀 차도가 없을 때였다.

만약 이런 난관이 없었다면 치유가 좀 더 빨라졌을지도 모른다.

투병 시작 2년이 되는 시점에 나는 그때까지 받은 혈액검사 결과에서 백혈구 · 림프구 수 그리고 종앙마커(암에 걸리면 혈액 속에 증가해 암 진단의 지표가 되는 물질)의 수치를 뽑아 그래프로 그려보았다.

와타요 박사가 백혈구와 림프구의 수치를 자주 확인했고, 박사의 책에 실린 임상 사례에도 비슷한 그래프가 나와 있었기 때문에 관심을 갖고 만들어보았다.

그것이 바로 다음 쪽에 있는 그래프로, 위 수술을 받기 전까지 3년간의 데이터를 정리했다. 완성된 그래프를 보고 나는 큰 충격을 받았다. 왜냐하면 백혈구와 림프구의 수치가 떨어진 시기가 바로 나락으로 떨어졌던 세 번의 시기와 일치했기 때문이다.

백혈구와 림프구의 수가 많다는 것은 면역력이 높다는 것을 의미한다. 그렇기 때문에 면역력이 저하되어 있을 때는 나의 암 병세도 좋지 않았던 것이다.

반대로 백혈구와 림프구의 수치가 상승했을 때, 즉 면역력이 높을 때는 암이 작아지거나 사라지는 개선의 시기와 일치했다.

당연한 말이지만 이렇게까지 서로 강하게 연관되어 있으리라고는 생각지도 못했기 때문에 실제 그래프로 보았을 때 놀라지 않을 수 없었다.

이만큼 분명한 관련이 있다는 것은 암 투병을 할 때 백혈구와 림프구의 수치를 점검하는 일이 환자에게 얼마나 중요한지 말해준다. 이들 수치를 체크하는 일이 식사요법 성과가 어떻게 나타나는지를 판단한다든가, 자신감을 갖는다든가, 반성할 점을 찾아 고칠 때 중요한 지표가 될 수 있다.

나는 그때 이후로 꾸준히 그래프를 만들어 투병의 바로미터로 삼고 있다.

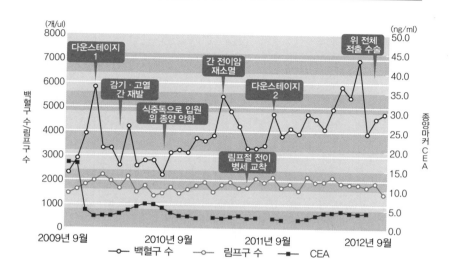

시자와 씨의 백혈구, 림프구, 종양마커 추이

(개/ul)

다운스테이지 1

감기·고열 간 재발

식중독으로 입원 위 종양 악화

간 전이암 재소멸

다운스테이지 2

위 전체 적출 수술

림프절 전이 병세 교착

(ng/ml)

백혈구 수/림프구 수

종양마커 CEA

2009년 9월　　2010년 9월　　2011년 9월　　2012년 9월

—○— 백혈구 수　　—○— 림프구 수　　—■— CEA

　백혈구는 바이러스나 세균, 암세포와 싸우는 면역 세포 집단이다. 림프구는 백혈구의 일부이며, 특히 암세포에 대한 공격력이 우수한 세포이다.

　건강한 사람의 백혈구는 5000개 전후, 림프구는 1500개 이상이다. 하지만 암 환자의 경우는 대부분 그 수치가 낮다. 게다가 항암제의 부작용도 이런 수치를 떨어뜨리기 때문에 식사요법과 휴식으로 회복하는 것이 중요하다.

　암의 종류와 병의 상태에 따라 종양마커를 함께 점검하는 것도 도움이 된다. 나의 경우 종양마커는 일찌감치 기준치까지 내려갔고, 이후에는 안정되었지만 사람에 따라서는 투병 기간 내내 오르락내리락하는 일도 많다. 백혈구 · 림프구와 함께 체크한다면 중요한 척도가 될 것이다.

백혈구 · 림프구, 종양마커는 혈액검사 결과로 쉽게 알 수 있다. 의료기관에서 실시한 채혈 결과를 보관해두고 별도로 표나 그래프로 그려볼 것을 권한다.

'식사요법은 근거가 없다'는
말에 휘둘리지 않는다

나는 암 식사요법의 효과를 높이 실감하였지만, 의료계에서는 와타요식 뿐만 아니라 식사요법 자체에 대해 널리 인정하지 않는 듯하다.

이것을 처음 느낀 것은 앞에서도 이야기한 것처럼 식사요법을 병행하기 위해 와타요 박사의 클리닉에 가져갈 소견서를 부탁했을 때였다.

담당 주치의는 '식사요법을 인정하지 않는다'는 이유로 거절했다. 현실의 의료 세계는 이런 것인가 하고 깨닫는 동시에 좀처럼 납득이 되지 않았다.

표준 치료 이외의 치료법을 무분별하게 인정하기 어려운 사정은 이해한다. 하지만 '암 전문 의사인 와타요 박사가 시행하고, 일정한 효과를 거두고 있는 식사요법을 왜 배제하는 것일까' 하는 의문이 든 것이다.

투병을 시작하고 1년 반이 지났을 무렵 이 병원에서 개최한 '암 환자를 위한 식사'라는 강연회에 참가했을 때 의문은 한층 커졌다.

강연회는 병원의 '영양 지원 팀'이 환자와 가족을 대상으로 개최한 것으로, 100명 안팎의 사람들이 모였다. 영양 지원 팀이란 의사, 간호사, 영양사, 약사, 임상병리사 등이 팀을 이루어 환자의 영양 상태를 관리하는 조직이다.

이 강연회에서 말한 '암 환자의 식사'란 식사요법이 아니었다. '수술, 방사선, 항암제 치료로 몸이 손상되어 식사를 정상적으로 할 수 없을 경우, 어떤 방법으로 환자의 영양 상태를 보완하는가'에 대한 내용이었다.

한 차례의 강연이 끝나고 질의응답 시간으로 이어졌을 때 나는 병원 측이 암 식사요법을 어떻게 받아들이고 있는지에 대해 묻고 싶었다.

하지만 내가 질문을 하기도 전에 2~3명의 사람들로부터 '와타요 다카호 박사의 책을 샀는데, 참고해도 좋은가'라든가, '와타요 다카호 박사의 식사요법을 어떻게 받아들이면 좋은가' 하는 구체적인 질문이 연이어 터져 나왔다.

암 환자의 식사요법에 대한 뜨거운 관심을 느낄 수 있었다.

하지만 병원 의사의 답변은 '그런 식사요법은 아무런 근거가 없다', '우리 병원은 그런 식사요법을 인정하지 않으며 권하지도 않는다'는 완전히 부정적인 말이었다.

식사요법이 근거가 없다는 말에는 매우 놀랐다. 와타요 박사의 식사요법 지도로 표준 치료만으로는 치유가 어려웠던 많은 환자의 암이 개선되었다. 유효율은 60% 이상이다. 이 사실 자체가 이미 훌륭한 근거가 아닌가 하고 느낀 사람이 나 혼자만은 아닐 것이다.

게다가 미국 등을 중심으로 암과 식사에 관한 연구가 상당히 진행되고 있다고 한다. 코넬대학의 콜린 캠벨 교수는 30년에 걸쳐 식사와 암 발생 연구를 수행하여 과학적 데이터를 발표했다. 이런 외국의 연구 성과 역시 식사요법의 근거로 볼 수 있지 않을까.

다만 얼마간 공부를 통해 알게 된 사실은 기초 실험, 동물실험, 임상 시험 등 엄밀한 조건에서 효과를 입증하여 세상에 내놓는 약과 같은 방식으로는 식사요법을 실증할 수 없다는 것이다. 그렇다 하더라도 이것은 근거가 없는 것이 아니라 근거의 질이 다른 것이라고 생각한다.

고심 끝에 식사요법에 관심을 갖게 된 환자나 가족이 병원으로부터 부정적인 이야기를 듣게 된다면 식사요법으로 접근하는 길이 아예 막혀 버릴지도 모른다.

다행히 최근 들어 의료계에서도 암 식사요법에 대해 조금씩 시선을 돌리기 시작하는 듯하다. 암 전문 병원의 소개로 와타요 박사의 클리닉을 찾는 환자도 늘고 있다고 들었다.

암 식사요법을 둘러싼 상황 역시 크게 달라지는 것이다. 하지만 지금도 지역이나 의료 기관에 따라 식사요법을 부정하는 곳이 있을지도 모른다.

앞으로 암 투병을 시작해야 하는 환자나 가족 중에 암 식사요법에 관심을 가지고 있다면 '근거 없다'는 말에 휘둘리지 않기를 바란다.

나 자신도 그랬지만 마음이 흔들릴 때 병원에서 하는 의사의 말은 절대적인 영향을 미친다. '근거 없다'는 말에 대부분의 환자는 '의사가 하는 말이니 맞겠지' 하고 생각할 것이다. 그런 이유로 식사요법에 접근하지 못하는 것은 매우 안타까운 일이다.

　최종적으로 암 식사요법을 선택하든 안 하든 '근거가 없다'는 한마디로 후보에서 제외할 것이 아니라 하나의 선택지로 진지하게 검토해보길 바란다.

암의 굴레에서 탈출
– 고통을 넘어선 인생의 참행복

암이나 다른 병도 마찬가지겠지만 마음이 약해지면 병세나 치료에 좋은 영향을 줄 수 없다. 진행 암일수록 투병 기간도 길어지기 마련인데 그동안에 암 환자는 약간의 신체 변화나 검사 결과에 일희일비하기 쉽고 예민해진다.

보통 사람이 보기에는 크게 소란을 피울 정도도 아닌 몸의 변화, 예를 들면 가벼운 복통, 관절통, 식욕부진, 구토, 현기증 등이 일어나기만 해도 암이 악화된 것은 아닌가, 전이된 것은 아닌가 하고 겁을 먹는다. 검사 수치가 조금이라도 나빠지면 마음이 심란해져 밤에 잠을 못 이루기도 한다.

식사요법으로 암이 사라질 때까지는 개인차가 있겠지만 반년에서 2

년 정도가 소요된다. 그 사이에 '내 방식이 틀린 것은 아닐까?' 또는 '충분하지 못한 것은 아닌가?' 하는 불안이 엄습하기도 한다. 이런 불안은 암에 걸리지 않은 가족이나 친구들에게 솔직히 전하기 어려워서 고독을 느끼기도 한다. 암 환자에게는 병세뿐만 아니라 심리적 문제도 상당히 크다는 것을 실감하였다.

그러므로 환자끼리의 횡적인 유대 관계를 가진다면 마음을 의지할 곳이 늘어나서 좋지 않을까 생각한다.

자신이 느끼는 불안을 다른 환자도 가지고 있다는 것을 알게 된다면 고립감이 줄고, 경우에 따라서는 어차피 넘어야 할 고비라는 것을 이해하고 불안을 가볍게 넘길 수도 있다.

모두 비슷한 고통을 겪고 있다는 걸 알게 된다면 '그럼, 나도 힘을 내볼까!' 하는 마음도 솟는다. 식사요법으로 암에 차도를 보인 환자의 실제 체험담은 큰 격려가 되기도 한다.

암 전문 병원에는 환자들의 모임이 있는 곳도 많으니 참여해보면 좋을 것이다. 최근에는 암 환자를 위한 카페도 활성화되고 있다.

식사요법에 관해서는 일반 병원에서 잘 접할 수 없으므로 블로그나 SNS 같은 인터넷 연결망을 활용하는 것도 좋을 것이다.

나 역시 미력하나마 지역에서 투병 체험담으로 강연회를 열거나, 블로그에 체험과 투병 경과를 올리면서 다른 환자들과 교류하고 있다. 앞으로 식사요법에 관해 환자들 사이에 교류할 수 있는 기회가 더 많이 늘어나기를 진심으로 바란다.

암은 식생활, 과도한 스트레스, 운동 부족, 불규칙한 생활, 지나친 흡연·음주 등의 결과로 생기는 생활 습관병이다.

관점을 달리하면 암에 걸렸다는 것은 이제까지의 생활 습관을 바꿀 기회라고 생각할 수 있다. 중·장기간 식사요법을 병행하는 투병 생활도 습관을 바꾸어 체질을 개선하기 위한 시간이라 받아들이면 수월하다.

설령 병세가 위중하다는 선고를 받았다고 해도 시간은 남아 있다. 노력만 한다면 함께 격려해줄 친구도 생길 것이다.

나와 같은 4기 암 혹은 시한부 선고를 받은 모든 환자가 이겨낼 수 있다는 승리의 마음가짐으로 희망차게 살아가기를 바란다.

암이 사라지는 식사 일주일 레시피

무염에 가까운 염분 제한, 동물성 단백질과 동물성 지방 제한, 신선한 채소와 과일의 대량 섭취……. '와타요 식 암 식사요법'의 8가지 원칙에 기초하면서도 맛있는 일주일(7끼분) 식사 레시피를 소개한다. 아울러 감염식 을 맛있게 바꿔주는 양념 요령도 공개한다.

※채소 주스를 만드는 착즙기는 효소 파괴가 적은 저속형을 추천한다.

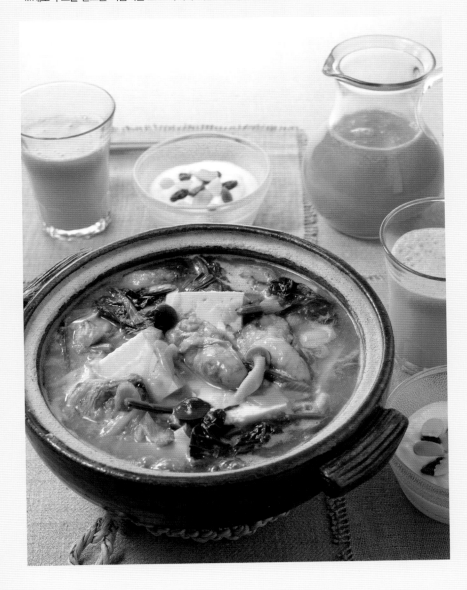

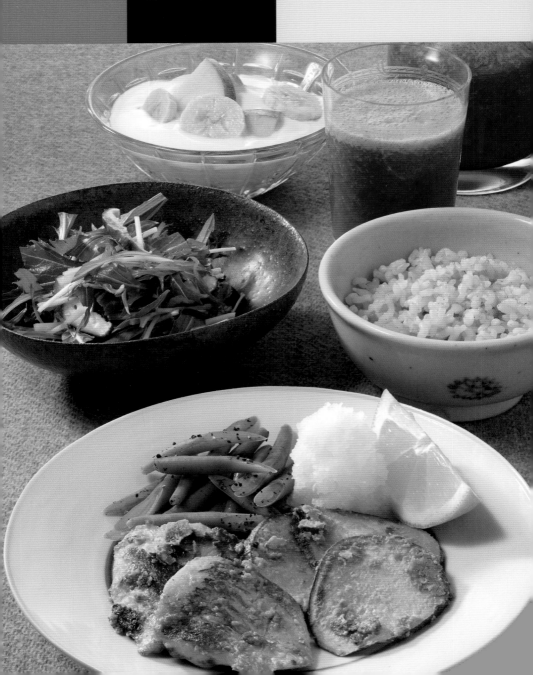

첫째 날

전갱이참깨구이
경수채와 표고버섯 샐러드
현미밥
과일 요구르트
채소·과일 주스

- 1인분 총열량 **856** kcal
- 1인분 총염분 **0.6** g

전갱이참깨구이 • 1인분 열량: 317kcal • 1인분 염분: 0.3g

재료(2인분)

전갱이	1마리
고구마	60g
그린 빈스	10개
검은 후추	조금
참깨 페이스트	2큰술
참기름	1큰술
녹말가루	2작은술
간 무	150g
레몬즙	1큰술

만드는 법

❶ 전갱이는 등뼈 양쪽의 살을 발라낸 뒤 껍질과 잔가시를 제거해 손질한다. 반 마리분을 2등분한다.
❷ 고구마는 얄팍하게 사선으로 썰어 전자레인지에 넣어 익힌다.
❸ 그린 빈스는 삶아서 비스듬히 자른 후, 검은 후추를 뿌려 섞는다.
❹ 참깨 페이스트, 참기름, 녹말가루를 섞어서 ①과 ②에 묻혀 프라이팬에 굽는다.
❺ ④를 ③과 어울려 놓고 간 무와 레몬즙을 뿌린다.

경수채와 표고버섯 샐러드 • 1인분 열량: 30kcal • 1인분 염분: 0.1g

재료(2인분)

경수채	100g
표고버섯	4장
소스	
– 식초	2작은술
– 맛술	1작은술
– 올리브유	1작은술
– 고추냉이	1/2작은술

만드는 법

❶ 경수채는 3cm 길이로 자른다.
❷ 표고버섯은 오븐 토스터에서 3분 구운 뒤 얇게 썬다.
❸ ①과 ②를 소스에 버무린다.

현미밥 • 1인분 열량: 231kcal • 1인분 염분: 0.0g

재료(2인분)

현미밥	1공기(120~150g)×2

과일 요구르트 • 1인분 열량: 152kcal • 1인분 염분: 0.2g

재료(2인분)

사과	1/4개
바나나	1/2개
플레인 요구르트	300g

만드는 법

❶ 사과는 얇게 부채꼴로 썬다.
❷ 바나나는 껍질을 벗기고 두께 1cm로 둥글게 썬다.
❸ ①과 ②를 요구르트에 버무린다.

채소 · 과일 주스 • 1인분 열량: 126kcal • 1인분 염분: 0.0g

재료(2인분)

토마토	2개
빨간 파프리카	2개
양배추	1/4개
사과	1개
레몬	1개

만드는 법

❶ 토마토, 빨간 파프리카, 양배추는 착즙기에 넣기 좋게 자른다.
❷ 사과는 씨를 제거하고 레몬은 껍질을 벗긴 뒤 착즙기에 넣기 좋게 자른다.
❸ ①과 ②를 착즙기로 짠 뒤 컵에 따른다.

둘째 날

배추쌈 전골
감자와 삶은 달걀 샐러드
현미밥
키위 요구르트
채소·과일 주스

- 1인분 총열량 **892**kcal
- 1인분 총염분 **0.7**g

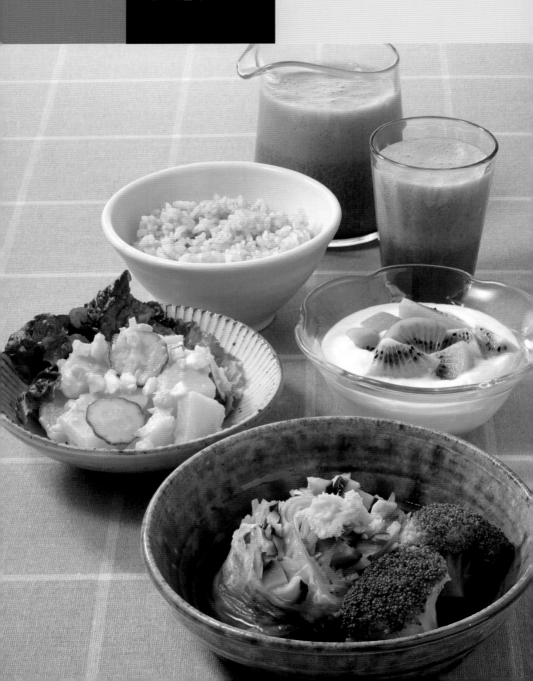

배추쌈전골 •1인분 열량: 59kcal •1인분 염분: 0.3g

재료(2인분)

배춧잎(중)	1장
당근	50g
건표고	2장
양파	1/4개
두부피	1/4장
맛국물	
– 건표고 우린 물	1.5컵
– 저염 간장	1작은술
– 후추	조금
생강 간 것	1쪽 분량
브로콜리	1/4송이

만드는 법

❶ 배춧잎을 데친다. 당근은 채 썰고, 건표고와 양파를 얇게 썰어 배춧잎 전체에 뿌린 다음 그 위에 두부피를 올리고 배춧잎 줄기에서 잎쪽으로 만다.

❷ ①을 반으로 잘라 각각 조리용 면실로 묶는다.

❸ 냄비에 맛국물을 넣고 ②의 배추쌈의 잘린 면이 위로 향하게 넣어 한소끔 끓인다.

❹ 그릇에 국물째 담고 생강 간 것을 위에 얹은 후 데친 브로콜리를 함께 곁들인다.

감자와 삶은 달걀 샐러드 •1인분 열량: 201kca •1인분 염분: 0.1g

재료(2인분)

감자	160~180g
식초	2작은술
삶은 달걀	1개
오이	1/2개
양파	1/8개
두유 드레싱	
– 두유	1/4컵
– 올리브유	1/4컵
– 식초	2작은술
– 꿀	1작은술
– 흰 후추	조금

만드는 법

❶ 감자는 한입 크기로 잘라 삶아서 수분을 날리고 뜨거울 때 식초를 섞는다.

❷ 삶은 달걀은 마구 썰기 하고, 오이는 얇게 통썰기 하며, 양파는 얇게 채 쳐서 물에 잠시 담가놓았다가 건진 뒤 식혀놓은 ①과 모두 섞는다.

❸ 볼에 두유를 넣고 올리브유를 조금씩 넣으면서 거품기로 잘 섞는다. 식초도 작은 스푼으로 한 술씩 넣으면서 잘 섞는다. 여기에 꿀과 흰 후추를 섞어 두유 드레싱을 만든다.

❹ ②를 ③으로 버무린다.

현미밥 •1인분 열량: 231kcal •1인분 염분: 0.0g

재료(2인분)

현미밥	1공기 분량(120~150g)×2

키위 요구르트 •1인분 열량: 173kcal •1인분 염분: 0.2g

재료(2인분)

키위	2개
플레인 요구르트	300g

만드는 법

❶ 키위는 껍질을 벗기고 1.5cm 크기로 깍둑썰기 한다.

❷ 그릇에 ①과 요구르트를 넣는다.

채소·과일 주스 •1인분 열량: 228kcal •1인분 염분: 0.1g

재료(2인분)

소송채	8줄기
셀러리	1/2대
양배추	1/4개
사과	2개
레몬	1개

만드는 법

❶ 소송채, 셀러리, 양배추는 착즙기에 넣기 좋게 자른다.

❷ 사과는 속을 파내고 레몬은 껍질을 벗겨 착즙기에 넣기 좋게 자른다.

❸ ①과 ②를 착즙기로 짠 뒤 컵에 따른다.

셋째 날

카레볶음밥
믹스 빈스 샐러드
라시
채소 · 과일 주스

- 1인분 총열량 **926**kcal
- 1인분 총염분 **0.9**g

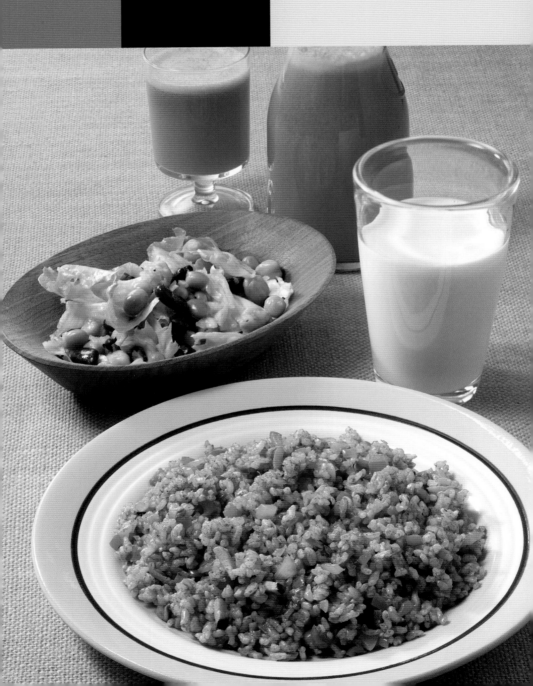

카레볶음밥 • 1인분 열량: 345kcal • 1인분 염분: 0.1g

재료(2인분)

마늘	1/2쪽
양파	1/4개
피망	1개
빨간 파프리카	1/4개
표고버섯	1장
올리브유	1큰술
카레 가루	1큰술
토마토 페이스트	1큰술
현미밥	넉넉하게 2공기
후추	조금

만드는 법

❶ 마늘, 양파, 피망, 빨간 파프리카, 표고버섯을 잘게 썬다.
❷ 올리브유에 ①의 마늘을 넣어 볶은 다음 ①의 나머지 채소를 넣어 볶는다.
❸ 카레 가루를 첨가해 볶은 다음 토마토 페이스트를 넣어 다시 볶는다.
❹ 현미밥을 넣어 섞은 뒤 후추를 뿌린다.

믹스 빈스 샐러드 • 1인분 열량: 115kcal • 1인분 염분: 0.3g

재료(2인분)

양상추잎	2장
양파	1/8개
믹스 빈스	100g
소스	
– 올리브유	2작은술
– 레몬즙	1큰술
– 꿀	1작은술
– 검은 후추	조금

만드는 법

❶ 양상추는 한입 크기로 자르고, 양파는 잘게 다져 물에 잠시 담갔다가 건져 물기를 뺀다.
❷ 믹스 빈스와 ①을 소스에 버무린다.

라시 • 1인분 열량: 158kcal • 1인분 염분: 0.2g

재료(2인분)

플레인 요구르트	2/3컵
두유	1+1/3컵
꿀	3작은술

만드는 법

❶ 모든 재료를 섞는다.

채소 · 과일 주스 • 1인분 열량: 308kcal • 1인분 염분: 0.3g

재료(2인분)

당근(대)	3개
사과	2개
레몬	1개

만드는 법

❶ 당근은 착즙기에 넣기 좋게 자른다.
❷ 사과는 속을 파내고 착즙기에 넣기 좋게 자른다.
❸ 레몬은 껍질을 벗겨 착즙기에 넣기 좋게 자른다.
❹ ①, ②, ③을 착즙기에 넣어 짠 뒤 컵에 따른다.

넷째 날

연어포일구이
토마토와 아보카도 샐러드
현미밥
블루베리 요구르트
채소·과일 주스

- 1인분 총열량 **988**kcal
- 1인분 총염분 **0.3**g

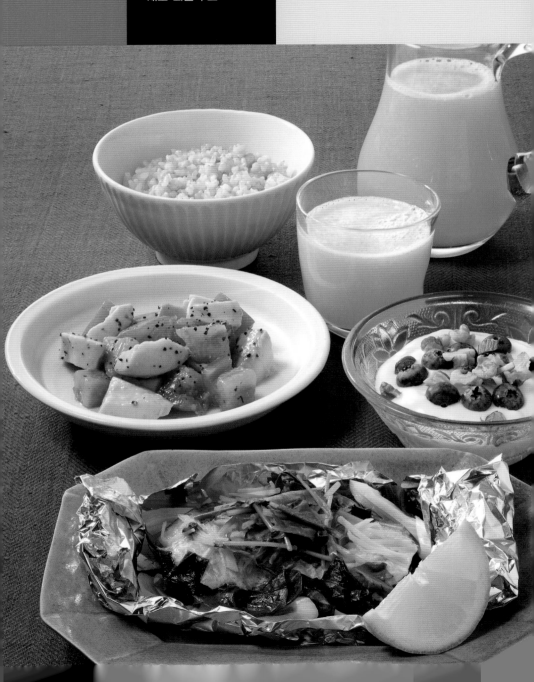

연어포일구이 · 1인분 열량: 176kcal · 1인분 염분: 0.1g

재료(2인분)

대파	1/3뿌리
생미역	50g
생강	1쪽
파드득나물	1/2단
참기름	적당량
생연어	80g×2토막
후추	조금
청주	1큰술
레몬즙	1큰술

만드는 법

❶ 대파는 사선으로 얇게 썰고 미역은 3cm 길이로 자른다. 생강은 채 썰고 파드득나물은 2~3cm 길이로 자른다.

❷ 종이 포일 가운데에 참기름을 발라 ①의 대파와 미역, 연어 순으로 올린 다음 후추를 뿌린다. 그 위에 ①의 생강, 파드득나물을 올리고 청주를 뿌린 후 종이 포일로 감싼다. 이렇게 2개를 만든다.

❸ 오븐 토스터에서 약 8분 굽는다.

❹ 레몬즙을 뿌려서 먹는다.

토마토와 아보카도 샐러드 · 1인분 열량: 250kcal · 1인분 염분: 0.0g

재료(2인분)

토마토(중)	1개
아보카도	1개
꿀	1작은술
레몬즙	1큰술
올리브유	2작은술
검은 후추	조금

만드는 법

❶ 토마토와 아보카도는 1.5cm 크기로 깍둑썰기 한다.

❷ 토마토에는 꿀을, 아보카도에는 레몬즙을 뿌린다.

❸ 토마토와 아보카도를 한데 모으고 올리브유와 검은 후추를 뿌려 골고루 섞는다.

현미밥 · 1인분 열량: 231kcal · 1인분 염분: 0.0g

재료(2인분)

현미밥	1공기(120~150g)×2

블루베리 요구르트 · 1인분 열량: 159kcal · 1인분 염분: 0.2g

재료(2인분)

플레인 요구르트	300g
블루베리	20알
견과류	2큰술

만드는 법

❶ 그릇에 요구르트와 블루베리를 넣고 견과류를 뿌린다.

채소·과일 주스 · 1인분 열량: 172kcal · 1인분 염분: 0.0g

재료(2인분)

무	4cm
노란 파프리카	2개
자몽	2개
레몬	1개
꿀	2작은술

만드는 법

❶ 무와 노란 파프리카는 착즙기에 넣기 좋게 자른다.

❷ 자몽과 레몬은 껍질을 벗기고 착즙기에 넣기 좋게 자른다.

❸ ①과 ②를 착즙기로 짠다.

❹ 컵에 따른 후 꿀을 섞는다.

다섯째 날

미역야키소바
몰로헤이야참깨무침
현미밥
프룬 요구르트
채소 · 과일 주스

● 1인분 총열량 **932** kcal
● 1인분 총염분 **2.2** g

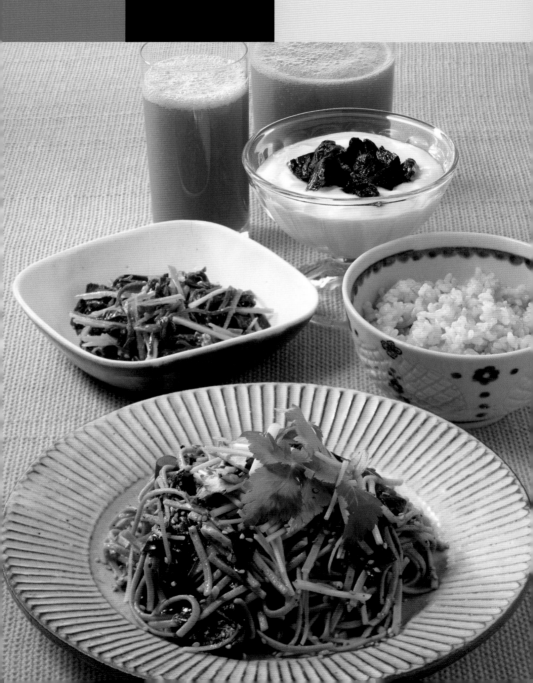

미역야키소바 • 1인분 열량: 356kcal • 1인분 염분: 2.0g

재료(2인분)

마른 소바 면(순메밀)	160g
생강	2쪽
마늘	1/2쪽
미역	80g
참기름	1큰술
메밀 삶은 물	약간
양념장	
– 검은 후추	넉넉히
– 저염 간장	1작은술
파드득나물	1/4단
참깨	1작은술

만드는 법

❶ 메밀 면은 삶아서 물에 헹군 후 소쿠리에 건진다.

❷ 생강은 채 썰고 마늘은 잘게 다지며 미역은 1.5cm 정도로 자른다.

❸ ②의 생강과 마늘을 참기름에 볶은 뒤 미역을 넣고 다시 볶는다. 여기에 ①을 넣어 볶는다. 메밀 면이 붙으려고 하면 메밀 삶은 물을 넣고 양념장을 섞는다.

❹ 접시에 담아 2cm 길이로 자른 파드득나물을 얹은 뒤 참깨를 뿌린다.

몰로헤이야참깨무침 • 1인분 열량: 58kcal • 1인분 염분: 0.0g

재료(2인분)

몰로헤이야	1단
당근	40g
목이버섯	20g
양념장	
– 다시마 국물	2작은술
– 맛술	1작은술
– 깨 간 것	1큰술
– 참기름	1/4작은술

만드는 법

❶ 몰로헤이야는 잎을 따서 삶아 3cm 길이로 자른다. 당근은 채 썰고 목이버섯은 물에 불려 채 친다.

❷ ①을 양념장에 버무린다.

현미밥 • 1인분 열량: 231kcal • 1인분 염분: 0.0g

재료(2인분)

현미밥	1공기(120~150g)×2

프룬 요구르트 • 1인분 열량: 172kcal • 1인분 염분: 0.2g

재료(2인분)

씨 없는 프룬	6개
플레인 요구르트	300g

만드는 법

❶ 프룬은 1cm 크기로 깍둑썰기 한다.

❷ 그릇에 요구르트를 넣고 ①을 얹는다.

채소 · 과일 주스 • 1인분 열량: 115kcal • 1인분 염분: 0.0g

재료(2인분)

딸기	20알
토마토(소)	3개
레몬	1개

만드는 법

❶ 딸기와 토마토는 꼭지를 떼고 착즙기에 넣기 좋게 자른다.

❷ 레몬은 껍질을 벗겨 착즙기에 넣기 좋게 자른다.

❸ ①과 ②를 착즙기로 짠 뒤 컵에 따른다.

여섯째
날

채소 칠리소스
소송채나물무침
현미밥
건포도와 아몬드 요구르트
아몬드 요구르트
채소·과일 주스

- 1인분 총열량 **979**kcal
- 1인분 총염분 **0.6**g

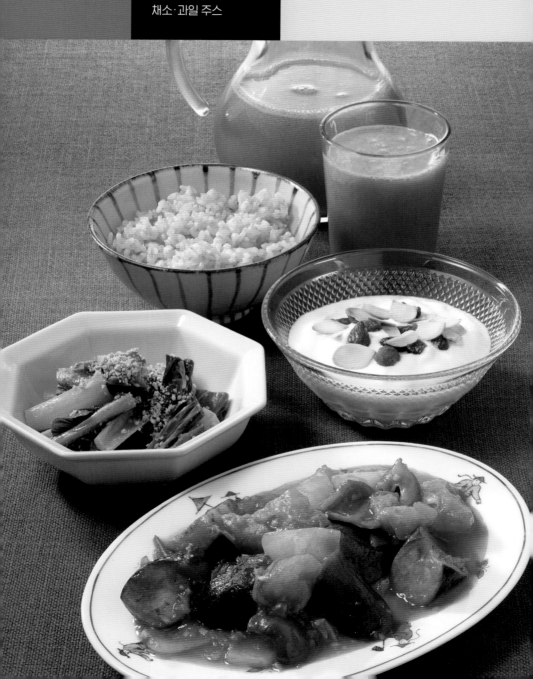

채소 칠리소스 •1인분 열량: 138kcal •1인분 염분: 0.1g

재료(2인분)

가지	2개	참기름	2작은술
토마토	1개	녹말 물	
양파	1/4개	– 녹말가루	1작은술
피망	1개	– 물	1큰술
소스			
– 물	1/4컵		
– 토마토 페이스트	1큰술		
– 꿀	2작은술		
– 식초	1작은술		
– 후추	조금		
– 무염 수프 육수 가루	1작은술		
– 고추(둥글게 썬 것)	조금		
다진 생강	1쪽		
다진 마늘	1쪽		

만드는 법
1. 가지를 마구 썰기 해 물에 담가 떫은맛을 제거한 후 내열 용기에 담아 조리용 랩을 씌우고 전자레인지에서 1분 30초에서 2분(600와트) 정도 가열한다.
2. 토마토, 양파, 피망은 2cm 크기로 깍둑썰기 한다.
3. 소스 재료를 모두 섞어놓는다.
4. 생강과 마늘 다진 것을 참기름에 볶은 다음 양파, 피망, 가지, 토마토 순으로 넣어 볶는다. 여기에 ③을 넣고 잠깐 졸인 뒤 녹말 물을 넣어 되직하게 만든다.

소송채나물무침 •1인분 열량: 162kcal •1인분 염분: 0.0g

재료(2인분)

소송채	150g
양념	
– 다진 마늘	1/4개
– 참기름	1/2큰술
– 깨 간 것	2작은술
– 후추	조금

만드는 법
1. 소송채를 데쳐서 3cm 길이로 잘라 양념에 무친다.

현미밥 •1인분 열량: 231kcal •1인분 염분: 0.0g

재료(2인분)

현미밥	1공기(120~150g)×2

건포도와 아몬드 요구르트 •1인분 열량: 159kcal •1인분 염분: 0.0g

재료(2인분)

플레인 요구르트	300g
건포도	2큰술
아몬드 슬라이스(볶은 것)	2큰술

만드는 법
1. 그릇에 요구르트를 넣고 건포도와 아몬드를 얹는다.

채소 · 과일 주스 •1인분 열량: 289kcal •1인분 염분: 0.5g

재료(2인분)

당근	4개
셀러리	1/2대
자몽	2개
레몬	1개
꿀	1작은술

만드는 법
1. 당근과 셀러리는 착즙기에 넣기 좋게 자른다.
2. 자몽과 레몬은 껍질을 벗기고 착즙기에 넣기 좋게 자른다.
3. ①과 ②를 착즙기로 짜서 컵에 따른 뒤 꿀을 첨가한다.

굴두부전골
당근 웜 드레싱 샐러드
현미밥
딸기 요구르트
채소·과일 주스

● 1인분 총열량 **962**kcal
● 1인분 총염분 **1.2**g

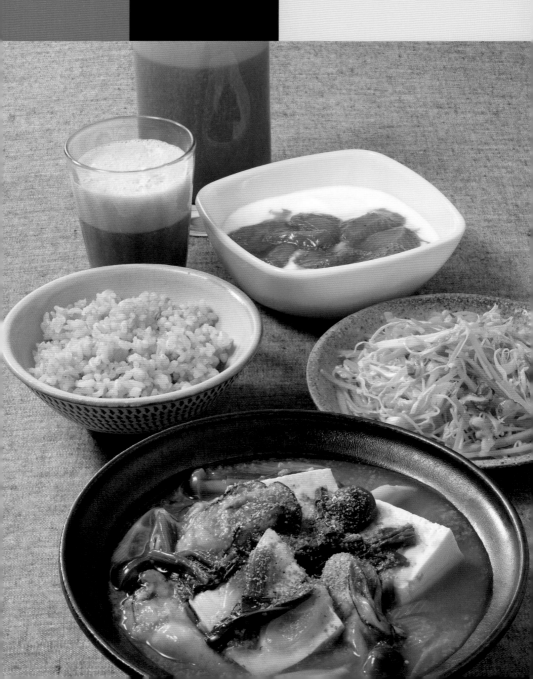

굴두부전골 • 1인분 열량: 176kcal • 1인분 염분: 0.7g

재료(2인분)

두부	1모
백만송이버섯	1/2팩
대파	15cm
시금치	1/3단
다시마 국물	1.5컵
저염 간장	1작은술
굴	6개
녹말가루	1큰술
연근 간 것	50g
산초 가루	적당량
검은 후추	적당량

만드는 법
❶ 두부는 6~8토막을 내고 백만송이버섯은 잘게 나눈다. 대파는 얇게 어슷썰기 하고, 시금치는 데쳐서 3cm 길이로 자른다.
❷ 냄비에 다시마 국물과 저염 간장을 넣고 끓인 뒤 ①의 두부, 백만송이버섯, 대파를 넣는다.
❸ 굴에 녹말가루를 묻혀서 넣고 익을 즈음에 시금치를 넣는다. 여기에 연근 간 것을 넣어 걸쭉하게 만든다. 기호에 따라 산초 가루, 검은 후추를 뿌린다.

당근 웜 드레싱 샐러드 • 1인분 열량: 125kcal • 1인분 염분: 0.1g

재료(2인분)

당근	80g
양배추	50g
생강	1쪽
드레싱	
– 꿀	1작은술
– 레몬즙	2큰술
– 올리브유	1큰술
호두	30g

만드는 법
❶ 당근, 양배추, 생강은 채 쳐서 섞는다.
❷ 드레싱을 내열 용기에 넣어 20초 정도 데운 뒤 ①에 넣어 섞는다.
❸ 잘게 다진 호두를 섞는다.

현미밥 • 1인분 열량: 231kcal • 1인분 염분: 0.0g

재료(2인분)

현미밥	1공기(120~150g)×2

딸기 요구르트 • 1인분 열량: 121kcal • 1인분 염분: 0.2g

재료(2인분)

딸기 잼	
– 딸기	100g
– 꿀	1작은술
– 레몬즙	1작은술
플레인 요구르트	300g

만드는 법
❶ 딸기는 꼭지를 떼어 세로로 4조각을 낸 다음 꿀과 레몬즙을 넣고 약한 불에 조린다.
❷ 그릇에 요구르트를 넣고 ①을 얹는다.

채소 · 과일 주스 • 1인분 열량: 309kcal • 1인분 염분: 0.2g

재료(2인분)

브로콜리	1송이
소송채	8뿌리
양배추	1/2통
사과	2개
레몬	2개

만드는 법
❶ 브로콜리, 소송채, 양배추는 착즙기에 넣기 좋게 자른다.
❷ 사과는 속을 도려내고 레몬은 껍질을 벗겨 착즙기에 넣기 좋게 자른다.
❸ ①과 ②를 착즙기로 짠 뒤 컵에 따른다.

저염식을 맛있게 바꿔주는
양념 비결

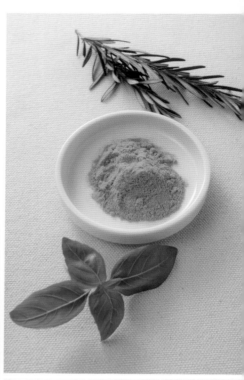

허브를 이용한다
로즈메리, 강황, 바질과 같은
허브는 다양한 요리에 쓸 수 있다

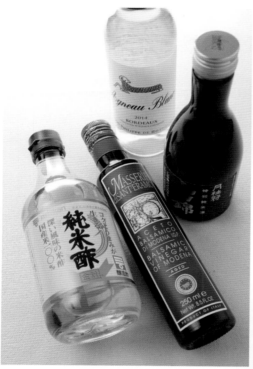

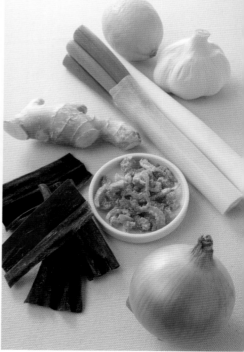

식초, 발사믹 식초, 화이트 와인, 청주를 활용한다
모두 볶음 요리, 조림 요리 등에 쓸 수 있다.
술 종류는 가열해서 알코올 성분을 모두 날려버린다.
발사믹 식초는 샐러드에도 사용한다

향미 채소, 신맛, 천연 국물 재료를 활용한다
마늘, 파, 생강, 양파, 레몬, 말린 새우,
국물용 다시마 등으로 맛을 낸다

5장

식사요법이 효과를 발휘한
극적 사례

이번 장에서는 와타요식 암 식사요법을 실천한 나(와타요)의 환자 중에서
특히 인상에 남는 사례를 소개한다.
앞으로 식사요법을 실천할 때 참고하길 바란다.

유방암 수술 9년 뒤 폐, 뼈, 뇌 등 전신에 재발한 암 완치

53세 · 여성 M씨

M씨는 40대에 유방암이 발견되어 절제 수술을 받았다. 그로부터 9년 후 기침이 시작되면 좀처럼 멈추지 않아 병원에서 검사했더니 폐에서 전이암이 발견되었다. 폐 좌우에 별처럼 흩어진 다발성 전이가 보이고, 폐의 림프절과 기관지까지 퍼져 있었다.

상세히 검사해보니 왼쪽 부신, 뇌, 두개골, 흉추(등뼈의 가슴 부분), 오른쪽 늑골, 요추(등뼈의 허리 부분)에도 전이되었다는 것을 알게 되었다. 주치의는 암이 너무 여러 곳에 퍼져서 수술이 불가능하다며 항암 치료를 제안했다. 그러나 M씨는 가능하면 항암 치료는 피하고 싶었다. 예전에 항암제 부작용으로 고통받던 친척을 지켜본 경험이 있어 저항감이 컸기 때문이다.

다니던 대학병원에서는 항암 치료를 받지 않으면 호스피스 병원으로 갈 수밖에 없다고 경고하였다. 그리하여 다른 방도를 찾아보던 중 암 식사요법 강연회까지 참가하게 되었다. 마침 그때 내가 강의를 하고 있어서 후에 M씨를 진찰하게 되었다.

검사 데이터를 보니 상당히 어려운 상태였지만, 유선과 뇌를 담당하는 각 외과 전문의들과 연계해 상의 끝에 뇌 부분은 가능한 범위에서 수술을 하고, 호르몬요법과 식사요법을 시행한다는 방침으로 치료를 시작했다. 뇌의 정수리(두정엽) 부근에 있던 4cm 크기의 전이소는 감마 나이프 수술(두피나 두개골을 절개하지 않고 방사선의 일종인 감마선으로 뇌의 암세포를 도려내듯 제거하는 방법)로 치료했다. 두개골에는 7cm의 전이소가 있었기 때문에 뼈를 깎아냈다.

M씨는 수술에 더해 허리뼈 전이로 의한 압박골절(약해진 뼈가 으스러지듯 골절되는 증상)의 아픔까지 견디면서도 식사요법을 철저하게 이행했다.

갓 짜낸 당근 주스를 매일 3회 400~500ml씩 마시고, 주식은 10가지 곡물로 지은 현미밥을 아침 · 점심 · 저녁에 한 공기씩, 반찬은 다양한 채소와 버섯류, 두부 등을 충분히 섭취했다. 간은 소금을 일절 쓰지 않고 저염 간장만 소량 사용했다. 또한 레몬즙이나 식초, 약간의 맛술 등으로 다양하게 맛에 변화를 주었다. 그 외에는 간식 대신 과일에 요구르트를 얹어 먹었다.

이렇게 치료와 식사요법을 꾸준히 했더니 뼈 전이로 인한 요통이 점차 나아졌고 약 6개월 만에 깨끗이 사라졌다. 동시에 기침도 멎고 검사

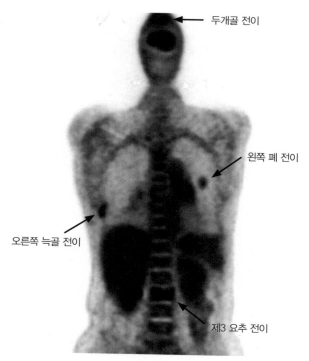

두개골 전이

왼쪽 폐 전이

오른쪽 늑골 전이

제3 요추 전이

M씨의 PET 화상 사진. 오른쪽 늑골에서 전이암을 확인할 수 있다.

결과도 차례로 개선되는 성과가 나타났다.

치료를 시작하고 약 1년 반 후에 실시한 화상 검사에서는 폐 전이암이 사라지고 각 부위의 암은 전체적으로 크기가 줄어들었다. 유방암 종양마커(암에 걸리면 혈액 속에 증가하는 암 진단의 지표가 되는 물질)인 CEA는 6ng/ml에서 2.8ng/ml까지 내려갔고(기준치는 5ng/ml 이하), 면역력(병원체나 암세포를 억제하는 힘)을 나타내는 림프구 수는 한때 738(단위는 개/mm³)까지 떨어졌던 것이 1749로 회복되었다. 2년 반 뒤에는 늑골 전이암이 사

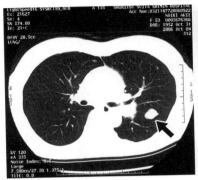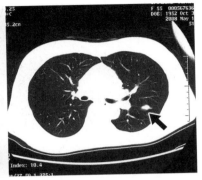

유방암을 수술하고 9년 뒤 폐에서 전이암이 발견되었으나(왼쪽), 1년 반 뒤에 거의 사라졌다(오른쪽).

라지고 뇌 전이암은 흔적만 남았으며, 약간 남아 있던 등뼈의 전이암도 없어졌다.

식사요법 1년여 이후부터는 한 달에 2~3회 정도 흰 살 생선도 먹게 되었지만, 기본 방침은 유지했다. 현재 관해 판정을 받은 지 6년 정도 되었으며 건강을 유지하고 있다.

뇌나 뼈 등 온몸에 암이 전이되면 환자와 의사 모두 희망을 잃는 것이 일반적이다. 하지만 적절한 3대 치료와 철저한 식사요법을 통해 개선 및 치유의 목표를 얼마든지 세울 수 있음을 M씨의 사례가 보여주고 있다. M씨가 주저하지 않고 철저하게 식사요법을 실천한 것이 성공의 열쇠라고 할 수 있다.

유방암 환자는 계속 늘고 있는 추세다. 여성 암 중에서 가장 높다. 사망자 수로는 5위이며, 5년 생존율이 85%, 10년 생존율은 80%다.

통계로 보면 발병 위험이 높은 암이지만 사망률은 그만큼 높지 않다고 할 수 있다. 하지만 M씨처럼 몸 전체에 전이된 경우에는 생존율이 매우 낮아진다.

이 같은 어려운 상황에서도 식사요법을 열심히 실천하면 암 치유가 가능하다. 이 점은 모든 여성이 꼭 기억해두길 바란다. 유방암은 재발하기 쉬운 암이므로 설령 검사에서 암이 사라졌다고 해도 식사요법은 계속하길 권한다.

직장암이 간으로 퍼져 수술 불가 진단을 받았지만 10개월 만에 회복

38세 · 여성 O씨

O씨는 어느 날 혈변이 있어서 처음에는 치질을 의심했다고 한다. 아무래도 신경이 쓰여서 진찰을 받아보았는데 직장암이 발견되었다. 이미 간까지 전이한 상태여서 근치 절제가 불가능하다는 진단이 내려졌다.

이미 20여 개에 이르는 암세포가 거의 간 전체에 퍼져 있었다. 다음 쪽의 사진은 PET 검사(양전자방출단층촬영: 암이 있는 위치를 확인하는 검사) 화상으로, 간 전이소가 점점이 검게 나타나 있다.

O씨는 소개를 받아 우리 병원을 방문하였고, 바로 항암제와 식사요법으로 치료를 시작했다. 환자의 거주지가 멀리 떨어져 있어서 집 근처 주치의에게 항암 치료를 받으면서 정기적으로 식사요법 지도를 받으러 오는 방침을 세웠다.

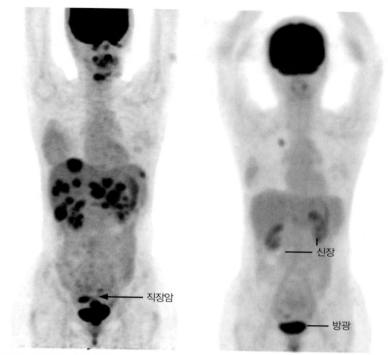

2010년 10월 PET-CT 화상에서는 3cm의 직장암과 간에 20개 이상의 전이소가 있었으나(왼쪽),
2011년 8월에는 거의 사라졌다(오른쪽).

식사요법을 철저히 적용해 채소, 버섯, 해조류를 충분히 먹고 대두 제
품, 어패류, 소량의 저지방 닭고기 등을 섭취하며 쇠고기 · 돼지고기 등
네발 보행 동물의 고기류는 제외했다. 거기에 하루 2~3회로 나누어 당
근, 사과, 레몬, 소송채 등으로 갓 짜낸 신선한 채소 · 과일 주스를 총 1.5L
마셨다. 또 하루 300g의 요구르트도 꿀을 섞거나 과일을 곁들여 먹었다.
항암 치료와 병행해 이렇게 식사요법을 실시한 결과 예정된 항암 치

료 12차가 끝난 8개월 뒤(식사요법을 시작한 지 약 10개월 뒤)에는 간에 수없이 박혀 있던 전이암과 직장의 원발암(처음에 생긴 암)이 화상 사진에서 거의 사라졌다.

이 같은 결과에 O씨는 놀라면서도 무척 기뻐했다. 담당 주치의는 O씨 이상으로 깜짝 놀랐다고 한다.

엄밀하게 말하자면 간 전이암은 흔적에 가까운 것이 2cm 정도 남았다. 또한 직장도 화상으로는 보이지 않지만 현미경으로 보면 미세하게 암이 남아 있는 것을 알 수 있다.

그대로 두면 저항력이 약해지거나 치료를 중단했을 때 다시 증세가 악화될 우려가 있기 때문에 담당 주치의의 권유로 직장만 10cm 정도 절제했다.

처음 암이 발견되었을 때는 수술이 불가능한 상태였기 때문에 이 시기를 놓치지 않고 수술한 것은 옳은 선택이라고 할 수 있다.

이후에는 식사요법 규제를 다소 완화해도 좋으나, 전이소가 다시 악화되지 않도록 기본만은 지켜줄 것을 당부했다. 현재까지도 O씨의 암은 거의 소멸된 상태를 유지하고 있다.

O씨는 암이 발견되고 시한부 선고를 받자 조속히 방법을 찾기 시작했고 그 과정에서 나의 책을 발견했다. 그리고 나름으로 식사요법을 시작하는 한편 주치의와 상담 후 소견서를 받아 우리 클리닉을 방문했다. 이후 한층 철저한 식사요법을 지속했다.

환자 상태는 상당히 심각했지만, 이렇듯 빠른 대응이 좋은 결과를 낳은 요인 중 하나라고 본다. 시한부 선고를 받으면 누구나 절망하고 기력을 잃게 된다. 그렇기 때문에 희망을 거는 수단으로 식사요법과 만남이 이후의 경과에 크게 영향을 미친다.

암 발병이 흔한 시대이므로 암 환자나 가족뿐만 아니라 모든 사람이 반드시 이를 알고 있어야 한다.

사례 3

종양마커 수치 3500ng/ml 전립선암이
모두 사라지고 다발성 골 전이도 완치

66세 · 남성 · K씨

이 환자는 2009년에 전립선암이 발견되었고, 당시 전립선암의 종양마커인 PSA가 3479ng/ml나 되었다(기준치는 4ng/ml 이하). 동시에 10곳 정도의 다발성 골 전이가 발견되어 말기 진단을 받았다.

대학병원에서 호르몬요법과 복용 약으로 치료를 받은 결과 PSA는 610ng/ml, 119ng/ml, 103ng/ml로 점차 낮아졌지만, 100ng/ml 이하로는 좀처럼 떨어지지 않으면서 4~5개월 동안 정체 상태가 계속되었다.

그사이에 주치의가 "남은 시간은 2년 정도입니다. 이후 삶에 대해 부인과 잘 의논해보세요"라는 말을 여러 차례 했다고 한다. 하지만 이대로 포기할 수 없다는 생각에 아내가 가지고 있던 나의 책에 눈을 돌려 한 번 실천해보자는 결심으로 우리 클리닉을 찾아왔다.

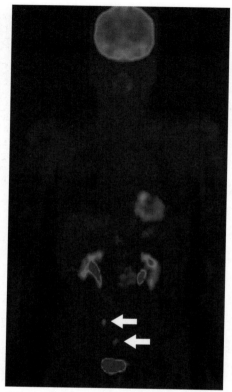

2009년 12월 3일 PET 화상. 골반 2곳에서 전이암이 보인다.

처음에는 환자의 아내가 책을 참고하면서 자체적으로 식단에 신경을 썼다고 한다. 그러나 주치의에게 시한부 선고까지 받게 되자 본격적으로 해보기로 결심한 것이다.

우리 클리닉에서 검사와 식사 지도를 받으며 본격적으로 식사요법에 돌입했다. 식사는 무염·무당을 기본으로 하고, 네발 보행 동물의 고기를 비롯해 동물성 지방과 동물성 단백질을 피하고, 단백질 섭취는 흰 살 생선을 위주로 했다. 또한 현미는 오리 농법으로 재배한 무농약 제품만 먹었다.

특히 주스를 열심히 마셨다고 한다. 아침에 '당근, 토마토, 사과, 레몬'이 들어간 빨간색 주스를, 점심에 '자몽과 레몬'의 노란색 주스를, 저녁에 '소송채, 양배추, 브로콜리, 피망, 부추, 레몬'으로 녹색 주스를 매일 총 2L씩 마셨다.

그러자 한 달 반 후에 실시한 검사에서 PSA가 100ng/ml에서 50ng/ml로 급격히 떨어졌다. 이후에도 PSA 수치는 조금씩 내려갔지만 식사요법을 철저히 지킨 것에 비하면 어쩐지 효과가 미미했다.

원인이 무엇인지 살펴보았더니 염분은 확실히 제한하고 있었지만 국물용 조미료를 사용했다는 사실을 알게 되었다. 국물용 조미료는 짜지 않지만 소금과 같은 나트륨이 주성분이다. 그래서 국물용 조미료까지 끊은 결과 PSA 수치가 순조롭게 떨어졌고, 2013년 4월에는 기준치 내인 1.6ng/ml가 되었다.

이 시점에서 K씨와 의논해 식사요법의 규제를 조금 완화하기로 했다. 1일 2L씩 마시던 주스를 1L로 하고, 주 1회 정도는 일반식을 해도 좋다고 했다.

그런데도 PSA 수치는 순조롭게 계속 내려갔고, 2015년 6월에는 0.06ng/ml까지 떨어졌다.

더불어 혈액검사에서는 모든 수치가 정상으로 돌아왔다. 혈액의 백혈구·적혈구·림프구·간 기능·혈당치·중성지방·콜레스테롤 등 40여 항목의 검사에서 수치가 'H(지나치게 높음)'나 'L(지나치게 낮음)'에 해당하는 내용이 하나도 나오지 않았다며 기뻐했다.

현재 골 전이암도 거의 사라져 건강을 유지하고 있다. K씨는 이미 말기 암 상태에서 발견되었기 때문에 수술, 방사선요법, 항암제 3대 치료는 받지 않았다. 그 때문에 K씨는 몸에 아직 검사에서 발견되지 않은 암

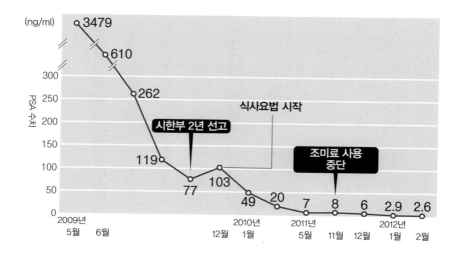

K씨의 종양마커 추이

(ng/ml)
3479
610
300
262
PSA 수치
250
200 **식사요법 시작**
150 **시한부 2년 선고**
119 **조미료 사용
중단**
100
103
50 77
49
20
0 7 8 6 2.9 2.6
2009년 2010년 2011년 2012년
5월 6월 12월 1월 5월 11월 12월 1월 2월

세포가 남아 있을지도 모르므로, 이를 억제하기 위해서 다소 완화되더라도 기본적인 식사요법을 지속하겠다는 의향을 밝혔다.

K씨가 말기 암으로 시한부 선고까지 받고도 회복할 수 있었던 한 가지 요인은 자기 나름으로 채소·과일 주스 음용 방법을 연구해보는 등 적극적으로 식사요법을 실천했기 때문일 것이다.

그리고 국물용 조미료의 문제를 발견하고 개선한 점도 중요했다. 식사요법을 계속하는데도 성과가 미미할 때는 K씨의 국물용 조미료와 같이 생각지 못한 곳에 원인이 잠재되어 있을 수 있다. 그럴 때는 기본으로 돌아가서 다시 점검하는 것도 좋다.

암 식사요법은 경과가 좋으면 점차 규제를 완화해갈 수 있다. 그럴 때는 검사 결과를 보면서 신중하게 풀어가야 한다. 또한 예전의 식생활로 완전히 돌아가지 말고 K씨처럼 기본을 고수하는 것이 중요하다.

시한부 1년 선고, 4개의 간 전이암이
극적으로 작아졌다

70세 · 남성 I씨

I씨는 2011년 7월 하복부에서 응어리가 만져져 종합병원을 찾았다. 검사 결과 S상결장 3곳에 암세포가 있었고, 간 전이까지 발견되어 '시한부 1년'을 선고받았다.

같은 해 9월 원발 부위인 대장을 수술로 절제한 뒤 나의 클리닉을 찾아왔다. 수술 전부터 아내가 '와타요식 암 식사요법'이 소개된 잡지를 구해 나름대로 식사요법을 실천하고 있었지만 본격적으로 매진하기로 결심한 것이다.

PET 검사를 해보니 간 전이소가 4곳에 있었는데, 거대한 14cm짜리와 9cm, 3cm짜리 2개가 있었다.

그뿐만 아니라 간암의 종양마커인 CEA가 225ng/ml(기준치는 5ng/ml),

소화기계 암 종양마커 CA19-9는 102.8U/ml(기준치는 37U/ml)로 모두 상당히 높은 수치였다.

나는 환자에게 이렇게 물었다. "CEA가 225라면 상당히 높은 수치입니다. 식사요법으로 개선한 환자들의 평균 수치가 I씨의 40% 정도 수준입니다. 철저하게 지키지 않으면 어렵습니다. 해보시겠습니까?"

"하겠습니다!" 환자의 대답은 단호했다. 이렇게 해서 식사요법이 시작되었고, 생채소·과일 주스를 1일 2L, 보통의 경우 2개로 하는 레몬을 3개로 늘리도록 했다.

I씨는 당근을 주재료로 한 주스와 그 외의 채소·과일 주스로 나누어 2종류를 만들었다. 당근 주스는 한 번에 큰 당근 2~3개(작은 것은 6~7개)를 착즙기로 짜서 레몬 1개분의 즙과 섞었다.

채소·과일 주스는 양배추, 소송채, 양파, 사과, 토마토, 피망, 시금치, 브로콜리, 파슬리 등 제철에 나는 채소·과일을 7~10종류 사용해 만들었다. 그 외에도 감자, 고구마, 연근, 청경채, 콜리플라워, 몰로헤이야, 오크라, 셀러리, 배추, 호박, 무, 무청, 유채, 수박 등을 계절에 따라 선택해 짠 뒤 마지막에 레몬 2개분의 즙과 섞었다.

이 2종류의 주스를 겨울 외에는 냉장고에 보관해두고, 오전 중이나 오후 2시경까지 1~2시간 간격으로 3~4회에 걸쳐 마셨다. 오전 중에 마시는 이유는 오후가 되면 업무나 다른 용무로 외출하는 경우가 많아서 잊어버릴 수 있기 때문이라고 했다.

주식은 아침, 점심, 저녁 모두 압력솥으로 지은 현미밥에 반찬은 낫토,

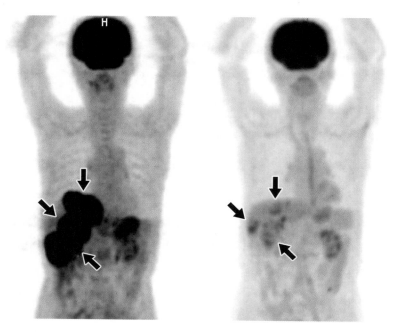

2011년 11월 I씨의 PET-CT 화상. 간 4곳에 거대 전이소가 있었으나(왼쪽), 2013년 1월에는 1/5로 작아졌다(오른쪽).

두부, 채소 요리, 흰 살 생선이나 등 푸른 생선, 조개류, 새우, 문어, 오징어 등을 평소 양의 절반 정도 먹었다. 식사 지도를 받기 전에는 어패류를 일절 먹지 않고 단백질원은 대두 제품만 섭취했으나 좀 더 양질의 단백질을 섭취하는 것이 좋다고 판단해 흰 살 생선이나 조개류 같은 어패류를 소량 먹도록 지도했다.

I씨는 어패류를 날것으로 먹거나, 구워서 소금이나 간장 없이 유기농흑식초에 찍어 먹었다.

식사요법을 시작할 무렵 환자도 희망한 바 있던 간동맥 항암제 주입 요법을 실시했다. 이것은 전이암이 있는 간에 국소적으로 항암제를 투입하는 치료법이다. 이 치료는 I씨의 거주지 대학병원에서 받았다.

치료와 병행해 식사요법을 철저하게 실천한 결과 우선 종양마커가 극적으로 개선되었다. CEA가 3주째에 82.9ng/ml, 6개월 뒤 20.6ng/ml로 대폭 떨어졌고, CA19-9도 3주째에 14.6U/ml, 6개월 뒤에는 10U/ml가 됐다.

6개월 뒤에 실시한 화상 검사에서는 간 전이소가 1/4로, 1년 뒤에는 1/5 이하로 작아졌다. 이 정도라면 간 기능이 거의 회복된 상태라고 할 수 있다. 그 뒤 CEA는 6.5ng/ml까지 낮아졌다.

I씨의 경우 스스로 고안해서 만든 2종류의 채소·과일 주스를 매일 대량으로 착실히 마시고, 간장 대신 유기농 흑식초를 사용하는 등 다양한 방법을 찾아낸 점이 개선에 주효했다고 생각한다. 이것을 간동맥 항암제 주입 요법과 병행한 것도 의미 있었을 것이다.

I씨는 "간장이 없으면 맛이 없을 거라 생각하겠지만 유기농 흑식초에 회를 찍어 먹으면 정말 맛있어요"라고 말했다. 식사요법은 규제가 많아 지속하기 힘들 것이라고 속단하기보다 적극적으로 연구해가며 긍정적으로 임하는 것이 중요하다.

위암과 함께 100여 개의 간 전이암이 크게 개선, 10여 개만 남았다

49세 · 남성 Y씨

지방에 살고 있는 Y씨는 지방 소재 대학병원에 다니며 위암을 치료하고 있었다.

위암은 1년 전쯤에 발견되었고, 간 전이까지 함께 확인된 상태였다. 간에 전이된 암 조직이 무려 100여 개에 이르렀으며, PET 검사상으로 간 부위가 새까맣게 보일 정도였다.

Y씨는 지역 병원에서 항암 치료를 받으면서 식사요법 지도를 받기 위해 우리 클리닉을 방문해 본격적으로 식사요법을 시작했다. 환자 본인이 식사요법에 대해 공부하면서 스스로 고쳐보겠다는 결심이 굳건했다. 다행히 노력에 보람이 있어 6개월 뒤에는 100개 이상이던 간 전이암이 불과 10개 정도로 줄어들었다.

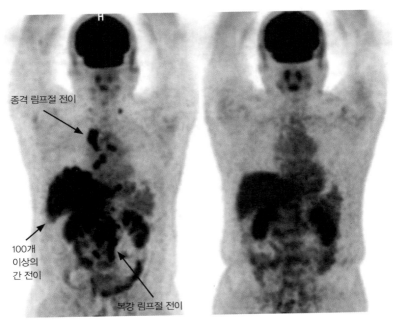

종격 림프절 전이

100개
이상의
간 전이

복강 림프절 전이

간이 100여 개의 전이소로 새까맸으나(왼쪽), 6개월 뒤에는 10여 개만 남았다.

아직 암이 완전히 사라진 것은 아니지만 놀라운 개선이다. 암이 깨끗
이 사라지는 날을 고대하며 지속적이고 긍정적으로 치료에 임하고 있
다.

치료가 까다로운 췌장암이 1/5로 축소,
간 전이소도 없어졌다

65세 · 남성 T씨

T씨는 건강검진에서 2cm 크기의 췌장암이 발견되었다. 수술로 절제하기 위해 개복했다가 간에도 전이되었다는 사실을 알게 되었다.

이렇게 떨어져 있는 장기로 전이된 경우 4기 암으로 수술 적합 대상이 아니다. 이미 전이가 진행되었다면 암세포가 여러 곳에 흩어져 있다고 보기 때문에 수술하는 의미가 없다.

T씨의 경우도 개복수술을 하면서 간 전이가 확인되자 수술 대상자에서 제외돼 그대로 덮고 말았다.

그리하여 효과적인 치료를 위해 우리 클리닉을 방문하게 되었고 식사요법을 시작하기로 했다. 사는 지역의 주치의에게 항암 치료를 받으면서 식사 지도를 받기 위해 정기적으로 클리닉을 내원했다.

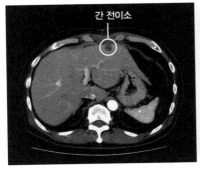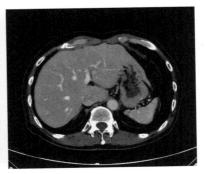

2014년 5월 간에 2.5cm의 전이소가 보였으나(왼쪽) 2015년 10월에는 사라졌다(오른쪽).

처음 치료를 시작할 때는 췌장에 2.5cm의 암이 있었다. 하지만 항암 치료를 받으면서 철저한 식사요법을 실시하고, 보조적으로 비타민 C 요법을 시행한 결과 췌장의 발원 암이 점점 작아졌다.

그리고 식사요법을 시작한 지 10개월 뒤에는 1/5 크기인 5mm 정도가 되었다. 더불어 간 전이소는 사라져 있었다.

췌장암은 치유율이 매우 낮은 까다로운 암이다. 따라서 식사요법에 따른 개선율도 다른 암보다는 조금 낮은 40% 초반의 수준이다.

췌장암은 표준 치료에서도 치유율이 낮은 암이기에 식사요법을 실시하는 의미가 크다고 생각된다.

96세에 사망한 미용 연구가 우시야마 메이 씨는 생식 위주의 구리야마식 식사요법을 실천했다. 메이 씨의 남편인 우시야마 기요도 씨도 췌장암에 걸렸을 때 이 식사요법을 바탕으로 생채소와 과일, 감귤류 주스, 어패류 등을 많이 먹고 고기와 지방을 끊었다. 이렇게 해서 기요도 씨는 췌장암을 완치했다. 이것은 췌장암에 관한 귀중한 사례다.

개선이 어려운 암이기 때문에 식사요법을 시행하는 의미가 더 크다고 할 수 있다.

오랜 음주와 육식으로 생긴 식도암과 림프절, 폐 전이암이 9개월 만에 사라졌다

68세 · 남성 K씨

애주가였던 K씨는 오랜 세월 술과 기름진 안주를 즐겼다. 2010년 건강 검진에서 정밀 검사가 필요하다는 소견으로 대학병원에서 재검사를 한 후 식도암 진단을 받았다.

이미 림프절과 간에 전이가 진행된 4기 암이었다. 식도암의 크기는 4cm로 이미 전이된 상태라 수술은 불가능했다. '항암 치료를 실시할 경우 여명은 6개월'이라는 선고가 내려졌다.

즉시 항암 치료를 시작했다. 그리고 주변의 지인으로부터 와타요식 암 식사요법을 권유받고 나의 책을 참고해가며 식사요법을 병행하기로 했다.

항암 치료가 끝나고 퇴원한 후에는 우리 클리닉에서 진찰을 받으며

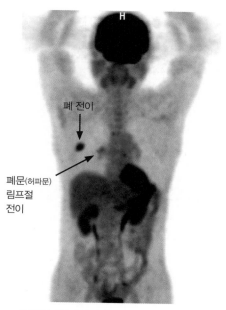

폐 전이

폐문(허파문)
림프절
전이

2010년 6월에 발견된 림프절과 폐 전이소.

한층 본격적으로 식사요법을 시행했다. 그 내용은 다음과 같다.

채소 · 과일 주스는 양배추, 당근, 브로콜리, 셀러리, 토마토, 레몬, 사과, 오렌지, 자몽, 파인애플, 꿀 등으로 주스를 만들어 하루에 1.5L 이상 5~6회로 나누어 마셨다. 세끼 식사 전과 식사 사이, 잠들기 전에 마시고 그외 페트병에 주스를 담아 직장에도 가지고 갔다.

애당초 직장에서는 시판하는 주스를 마실 생각이었으나 직접 만든 주스를 마시다 보니 시판용 주스가 싱겁게 느껴져서 가지고 다니게 되었다고 한다.

주식은 현미밥이나 통밀로 만든 빵이었고, 점심에는 국수류도 먹었다. 반찬은 참치 · 가다랑어 외 어패류라든가 저지방 닭고기 가슴살, 채소, 버섯, 해조류, 대두 제품 등을 충분히 활용했다.

K씨의 아내는 식사요법의 범위 내에서 질리지 않고 맛있게 먹을 수 있도록 여러모로 연구를 했다고 한다. 예를 들어 예전에는 아침 식사로

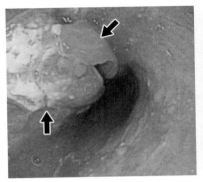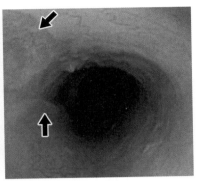

2010년 7월에 찍은 내시경 사진에는 식도에 커다란 종양이 발견되었으나(왼쪽), 2010년 9월에는 깨끗이 사라졌다(오른쪽).

자주 먹던 베이컨 에그 대신에 큼직하게 썬 양배추를 올리브유로 익힌 다음 달걀을 얹어 열로 쪄낸 '양배추 에그'를 만들어, 저염 간장과 후추로 간을 하여 먹도록 했다. 점심에는 우동이나 소면, 메밀국수 같은 국수류에 파드득나물, 경수채, 양파, 양하 등을 듬뿍 곁들여 연하게 희석한 맑은장국에 넣어서 먹었다.

저녁은 각종 채소와 어패류를 철판에 구워 폰즈 소스에 찍어 먹거나, 부추 등 풍성한 채소와 새우, 말린 조개관자, 닭 가슴살을 넣어 해물찜만두를 빚고, 닭 가슴살을 스테이크나 육수에 조려 먹기도 했다. 그 외에도 채소 샐러드나 채소찜을 곁들이는 등 특히 채소를 충분히 섭취했다.

아내의 노력 덕분에 K씨는 즐겨 먹던 쇠고기와 돼지고기 요리를 완전히 끊을 수 있었다. 그리고 예전에는 거의 매일 맥주를 마시거나 물에 희석한 소주를 3잔 정도 마신 뒤 코냑이나 위스키를 스트레이트로 들이

켜던 습관이 있었는데 술도 완전히 끊었다.

술, 특히 위스키를 스트레이트로 마시는 습관은 식도암의 위험을 높이는 커다란 요인이다. 이 점을 환자에게 이야기하자 술을 과감하게 끊었다.

이렇게 환자 나름으로 식사요법을 시작한 지 약 3개월, 그리고 본격적인 식사요법을 시작한 지 약 1개월 후에 실시한 CT와 내시경검사에서 암이 모두 사라져 있었다. 전이된 림프절과 폐는 물론, 처음 암이 생겼던 식도도 화면상으로 깨끗해졌다. 담당 주치의도 검사 결과를 보고 몹시 놀랐다고 한다.

K씨가 기적적으로 암세포를 없앨 수 있었던 가장 큰 요인은 무엇보다 술과 고기류의 섭취를 중단한 점일 것이다.

다만 그것만으로는 마이너스 요인을 줄일 뿐 암세포를 없애기에 역부족이다. 항암 치료와 함께 채소류를 충분히 먹고, 대량의 주스를 직장에까지 들고 다니면서 마신 것이 주효했다고 생각한다.

술에 대해서는 어디까지나 신중해야겠지만 병세가 호전되어 안정되면 저녁 식사 때 반주 정도로 즐기는 것도 가능하다. 그런 희망을 갖고 술을 좋아하는 환자도 우선은 금주에 힘쓰기 바란다.

신장암 수술 후 재발한 암이 1/6로 작아지고, 흉막 · 늑골의 전이암도 사라졌다

65세 · 남성 M씨

M씨는 2010년 5월에 받은 정밀 종합검진에서 오른쪽 신장에 3cm 크기의 암이 발견되었다.

같은 해 7월 신장암 절제 수술을 받았다. 그로부터 1년여가 지난 2011년 7월 우리 클리닉에서 6cm의 재발 암과, 왼쪽 흉막과 늑골에 전이되고 있는 암을 검사 과정에서 동시에 발견했다. 즉시 식사 지도를 실시하고 철저한 식사요법을 시작했다.

담당 주치의로부터 항암제를 처방받아 복용하면서 식사요법을 열심히 계속한 결과, 2014년 3월 PET 검사에서 신장암이 1cm 정도로 작아졌다. 또한 흉막과 늑골에 전이되었던 암세포는 거의 사라졌다.

신장암은 방광암과 더불어 증상에 관한 사례가 적고 치료도 힘든 암

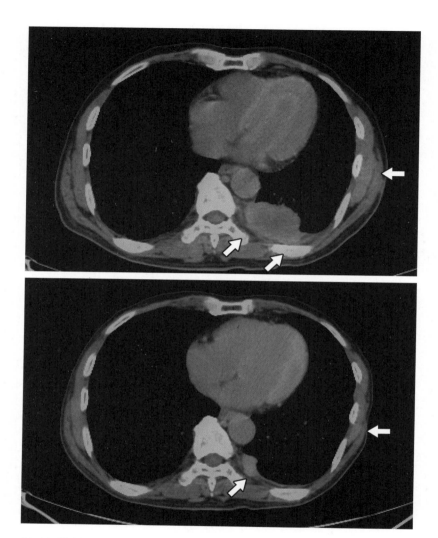

2011년 7월에 왼쪽 흉막과 늑골에 전이소가 확인되었으나(위), 2014년 3월에는 거의 사라졌다(아래).

으로 알려져 있다. 하지만 항암 치료와 병행하여 식사요법을 철저히 실
시한다면 재발 · 전이암도 크게 개선될 수 있음을 보여준다.

항암제 부작용으로 중단, 식사요법만으로 다발성 악성 림프종이 사라졌다

75세 · 여성 A씨

A씨는 복부가 부풀어 올라 2011년 4월 공립병원에서 개복수술을 하면서 악성 림프종의 일종인 B세포 림프종이라는 진단을 받았다.

약 1년 동안 악성 림프종의 특효약으로 알려진 항암제 '리툭시맙'을 투여했지만 악성 림프종의 기세는 꺾이지 않았다. 2012년 2월 PET 검사에서도 복부 대동맥 주위의 림프절과 복강 내에서 다수의 종양이 확인되었다.

그 후 항암제 부작용으로 빈혈이 심해져 항암제 투여를 중단했다. 빈혈이 생기는 것은 항암제로 인해 골수의 기능이 억제되었기 때문이다. 담당 주치의가 더 이상 항암제를 사용할 수 없다고 판단하여 치료를 중단하게 되었다.

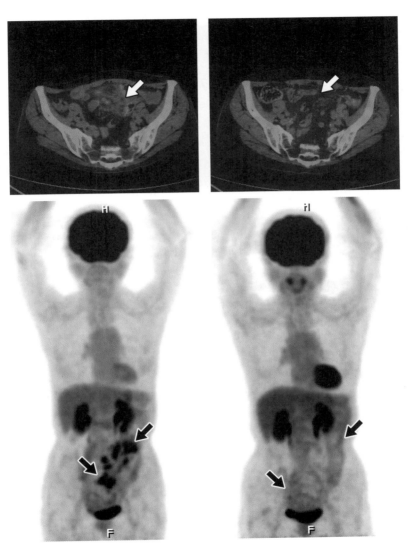

2012년 2월 PET-CT 화상에서는 대동맥 주위의 림프절(왼쪽 위)과 복강 내에서 종양이 발견되었으나(왼쪽 아래), 2013년 2월에는 모두 사라졌다(오른쪽 위·아래).

악성 림프종은 전신을 도는 림프구에 발생하는 암이기 때문에 원칙적으로 절제 수술을 하지 않는다. 주요 치료법은 항암 치료다. 때문에 병원에서는 항암제를 중단하면서 틀림없이 림프종이 진행될 것이라고 예고했다.

결국 가족들이 치료법을 모색하다가 와타요식 식사요법을 찾아냈고, 지도를 받기 위해 내원했다. 철저한 식사요법을 실시하고 약 1년 후인 2013년 2월, 대동맥 주위의 종양과 복강경 내의 종양이 모두 사라졌다.

A씨는 현재 아주 건강해서 정기검진만 받고 있다. 가족들도 매우 기뻐하고 있다. 적절한 항암 치료를 병행하는 것이 바람직하지만, 만약 어쩔 수 없는 사정으로 항암제를 쓸 수 없는 경우에도 철저한 식사요법으로 개선이 가능함을 보여준 사례다.

10cm 폐암과 간, 난소의 광범위한 전이암이 거의 사라졌다

49세 · 여성 T씨

T씨는 왼쪽 폐에 10cm 크기의 암세포가 발견되었고, 당시 이미 간 3곳과 난소에 광범위한 전이암이 있었다. 폐암이 진행되면서 흉수가 고여 답답함을 호소했다.

암 전문 병원에서는 '시한부 2개월'이라는 진단을 내렸다. 이에 마지막 희망을 찾아 우리 클리닉을 방문하게 되었다. 초진 때 찍은 PET 화상이 224쪽의 왼쪽 사진이다.

이 화상 사진에서 생리적으로 검게 나타나는 신장 · 방광 · 뇌 이외 검은 부분은 암으로 진단할 수 있다. 사진에서 보이는 것처럼 왼쪽 폐 일대와 간, 난소는 검은 부분이 광범위하게 보인다. 실제로는 가슴 중앙의 흉강 림프절과 복강 림프절도 검게 나타나 있다.

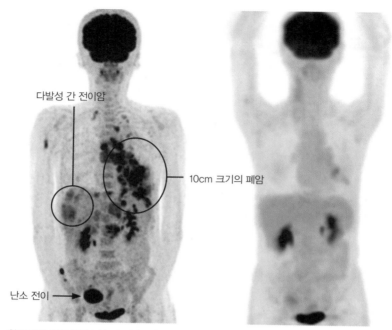

다발성 간 전이암

10cm 크기의 폐암

난소 전이 →

왼쪽 폐의 암이 간과 난소로 퍼졌으나(왼쪽), 2개월 반 뒤에는 거의 사라졌다(오른쪽).

흉부와 복부에 전체적으로 암세포가 퍼진 상태라고 볼 수 있다. '시한부 2개월' 진단이 과도해 보이지 않을 정도다.

"할 수 있는 방법은 모두 해봅시다."

T씨에게 이렇게 말한 후 2주일에 한 번은 암 전문 병원에서 항암 치료를 받게 하면서 철저한 식사요법을 실천하도록 했다. 채소·과일 주스는 하루에 2L씩 마셨다.

여기에 보조 요법으로 대량의 비타민 C를 매주 투여했다. 이것은 초

고농도 비타민 C를 점적 주사로 투여하는 방법으로, 최근 암 보조 요법으로 차츰 보급되고 있다. 우리 클리닉에서는 식사요법 외에 뭔가 조치가 더 필요하다고 판단할 때 이 방법을 실시하기도 한다.

T씨는 식사요법에 열의를 보였고, 다른 치료도 성실히 받았다. 그러자 상식적으로 생각하기 힘든 일이 일어났다. 3주 만에 흉수로 인한 가슴 통증이 사라지고, 불과 두 달 반 만에 암이 거의 사라진 것이다.

아직 암이 완전히 자취를 감춘 것은 아니지만, 224쪽의 오른쪽 사진에서도 알 수 있듯이 거의 깨끗해졌다. 나 역시 그동안 기적적인 개선 사례를 수차례 목격해왔지만 이번에는 정말 깜짝 놀랄 수밖에 없었다.

'시한부 선고를 받더라도 포기하지 말라'는 말의 의미를 이해했으리라고 생각한다. 물론 식사요법이 만능이라고 할 수 없지만, 희망을 걸어 볼 만한 치료법이 아닐는지.

재발된 진행성 S상결장암이
반년 만에 조기암으로

76세 · 남성 T씨

T씨는 2011년 12월, 매년 받아오던 암 검진에서 분변 잠혈 검사(변에 혈액이 섞여 있는지 조사하는 검사) 결과가 양성으로 나왔다. 2012년 2월 같은 종합병원에서 내시경검사와 조직 검사 등을 받고 우리 클리닉을 소개받아 내원하게 되었다. 우선 PET-CT 검사를 실시한 결과 '조기 S상결장암'이라는 진단이 내려졌다.

다음 달에 종합병원에서 내시경 수술로 암을 절제했다. 조기 단계라 내시경으로 병소를 제거할 수 있었다.

하지만 2015년 1월, 재발 여부를 확인하기 위해 우리 클리닉에서 PET-CT 검사를 하다가 S상결장에 암이 재발한 것을 발견했다.

더 정확한 진단을 위해 위 전문 클리닉을 소개하고 내시경을 이용한

정밀 검사를 받도록 했다. 결과는 역시 마찬가지였고, 이미 3기의 진행 암 단계였다(228쪽의 왼쪽 아래 사진 참조). 수술은 가능했지만 환자가 "항암제와 식사요법만으로 할 수 있는 데까지 해보고 싶다"고 강하게 요청해 그에 따라 치료 방침을 세웠다. 이 시점에서의 5년 생존율이 50% 정도라는 진단이 내려졌다.

곧바로 T씨는 와타요식 암 식사요법에 돌입했다. 우리 클리닉에서 몇 번 진료를 받았던 환자였고, 식사요법에 대해서도 대화를 나눈 적이 있던 터라 아주 자연스럽게 식사요법에 임하게 된 듯하다.

T씨는 양친이 모두 장수(90세 이상)하시고 가족 중에 암 환자가 없으니 본인도 식사요법으로 체질을 개선하면 오래 살 수 있을 것이라고 말했다.

식사요법의 구체적인 내용은 우선 채소·과일을 주요 식사로 다량 섭취하도록 했다. 레몬, 자몽, 귤, 사과 등의 과일을 늘 곁에 두고 충분히 섭취하는 것은 물론 채소 주스는 시판용을 하루에 몇 컵씩 마시고 때때로 착즙기로 짜서 마셨다.

예전에 즐겨 먹던 쇠고기나 돼지고기는 입에 대지 않고, 단백질원은 생선을 중심으로 하며 고기류는 닭고기로 한정했다. T씨는 대만에서 근무한 경험이 있어 양념이 강한 고기 요리를 즐겨왔기 때문에 처음 육식을 끊은 뒤에는 허전한 마음이 들었던 모양이다. 하지만 점차 익숙해지면서 생선과 닭고기 요리에 만족하게 되었다.

그 외에 해조류에 포함되어 있는 후코이단 진액과 유산균 진액 등의 건강 보조 식품도 함께 활용했다.

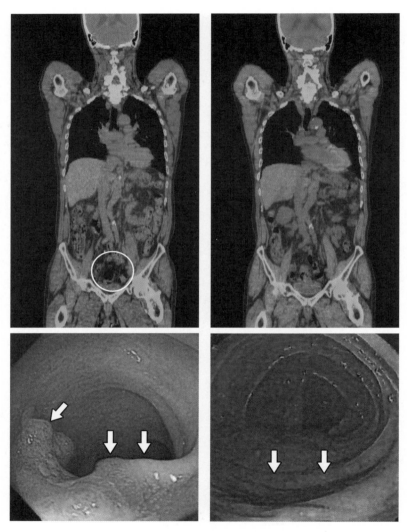

2015년 1월 PET-CT 화상(왼쪽 위)과 5월 내시경검사(왼쪽 아래)에서 재발 암이 확인되었으나, 그해 12월의 PET-CT 화상(오른쪽 위)과 같은 해 8월의 내시경검사(오른쪽 아래)에서는 병소가 평평해졌다.

2015년 6월 공립병원에서 항암 치료를 시작했다. 동시에 우리 클리닉의 식사요법을 계속 병행하면서 고농도 비타민 C 요법을 실시했다.

항암 치료는 한 달에 한 번씩 총 7차로 계획되었는데 1/3 정도를 실시한 즈음인 8월, 내시경검사에서 병소가 평평해진 것이 확인되면서 개선의 가능성에 기대를 걸게 되었다(228쪽의 오른쪽 아래 사진 참조).

11월이 되자 항암제의 부작용이 심하게 나타나서 5차 만에 항암 치료를 중단했다. 하지만 이후에도 식사요법은 계속 실천했고, 그 결과 2015년 12월에 우리 클리닉에서 실시한 PET-CT 검사의 화상에서는 암이 거의 사라져 있었다(228쪽의 오른쪽 위 사진 참조).

내시경검사를 통해 근소하게 병소가 남아 있는 것이 확인되었지만 이정도라면 3기 암에서 1기 암으로 다운스테이지가 이루어진 것으로 볼 수 있다.

이에 따라 2016년 3월 공립병원에서 복강경 수술(복부에 몇 개의 작은 구멍을 내어 기구를 삽입해 실시하는 수술)로 S상결장암을 절제할 수 있었다. 그 후 지금까지 매우 순조로운 경과를 보이고 있다.

T씨와 같이 암이 재발한 진행 암의 경우 보통 항암제만으로는 이렇게까지 개선되기가 쉽지 않다. 게다가 T씨는 항암제 부작용으로 치료를 중단했음에도 불구하고 놀라운 호전을 보여주었다. 식사요법의 효과가 나타나 다운스테이지에 성공한 사례라고 할 수 있다.

4기 위암, 시한부 13개월을 뒤엎은 식사요법

암 전문 병원에서 '4기 위암'으로 '시한부 13개월' 선고를 받은 때가 2009년 9월이었습니다.

그로부터 꽤 오랜 시간이 흘렀습니다.

나는 지금 이렇게 시한부 선고를 뒤엎고 암을 관해하여 건강하게 살고 있습니다.

그뿐만이 아닙니다. 투병을 시작하고 오늘에 이르기까지 항암제의 부작용이 다소 있기는 했지만 줄곧 건강하게 생활했습니다. 취미인 골프도 계속 즐겼습니다.

나의 치료 이념 중 하나인 '건강한 치료 과정'을 거의 달성한 셈입니다. 이는 투병을 시작할 때부터 일관되게 실천해온 '와타요식 식사요법'

덕분이라 생각하며 깊이 감사하고 있습니다.

'식사요법으로 체질을 개선하고 자연 치유력을 높일 것.'

이것이 내가 투병하는 동안 힘을 낼 수 있었던 원천이었고 암을 치유하는 원동력이었음을 몸으로 직접 체험하였습니다.

그런 힘이 있었기에 두 번의 다운스테이지를 이루어낼 수 있었고, 결국 처음에는 불가능했던 수술이나 방사선요법까지 가능해져 관해에 이를 수 있었다고 생각합니다.

암 전문 병원의 표준 치료만 고집했다면 시한부 선고를 피해갈 수 없었을지도 모릅니다. 하지만 표준 치료에 '식사요법'을 더함으로써 상황은 크게 달라졌습니다.

가까운 미래에 내가 체험한 '표준 치료와 식사요법'이라는 조합이 암 치료의 새로운 기준이 되어 많은 환자가 구원받는 날이 반드시 오기를 희망합니다.

나의 투병 경험을 와타요 다카호 박사와 함께 한 권의 책으로 정리할 수 있게 된 것은 더할 나위 없는 큰 기쁨이자 영광입니다.

나의 이야기는 한 개인의 체험에 지나지 않지만, 전문의인 와타요 박사가 이를 토대 삼아 폭넓은 시야로 해설해줌으로써 보편적으로 공감할 수 있는 내용으로 완성되었다고 생각합니다.

나의 투병 과정은 실패와 시행착오도 있었고, 순탄하지 않은 국면도 있었습니다. 이 책에서는 그런 과정까지도 있는 그대로 상세히 전하려고 했습니다.

왜냐하면 식사요법을 실천하는 데 실패와 시행착오가 귀중한 교훈이 될 수 있기 때문입니다.

4기 암과 같은 진행 암 치료는 조기암과 달리 장기전이 됩니다. 식사요법과 항암제로 암 크기를 줄이는 데만 수개월의 시간이 필요합니다.

그야말로 우직할 만큼 하루하루 실천한 것이 쌓여 조금씩 성과를 내는 것인데, 그 과정에서 많은 사람이 공통적으로 방황, 망설임, 고뇌에 직면하게 됩니다.

이 책에는 그런 난관에 부딪혔을 때 버팀목이 되거나 길잡이가 되어주는 조언, 해결의 실마리가 담겨 있습니다. 비록 한 개인의 체험에 지나지 않지만 가능한 한 내가 겪은 세세한 모든 것을 담아내려고 했습니다. 투병 경험에서 배운 교훈이 독자 여러분에게 조금이라도 도움이 된다면 정말 기쁠 것 같습니다.

시자와 히로시